Riadh Bouzid
Mohamed Oumaya

L'épuisement professionnel chez les médecins généralistes

Latifa Ghanmi
Riadh Bouzid
Mohamed Oumaya

L'épuisement professionnel chez les médecins généralistes

A propos d'une enquête chez les médecins du secteur public du Cap-Bon (nord de la Tunisie)

Presses Académiques Francophones

Mentions légales / Imprint (applicable pour l'Allemagne seulement / only for Germany)
Information bibliographique publiée par la Deutsche Nationalbibliothek: La Deutsche Nationalbibliothek inscrit cette publication à la Deutsche Nationalbibliografie; des données bibliographiques détaillées sont disponibles sur internet à l'adresse http://dnb.d-nb.de.
Toutes marques et noms de produits mentionnés dans ce livre demeurent sous la protection des marques, des marques déposées et des brevets, et sont des marques ou des marques déposées de leurs détenteurs respectifs. L'utilisation des marques, noms de produits, noms communs, noms commerciaux, descriptions de produits, etc, même sans qu'ils soient mentionnés de façon particulière dans ce livre ne signifie en aucune façon que ces noms peuvent être utilisés sans restriction à l'égard de la législation pour la protection des marques et des marques déposées et pourraient donc être utilisés par quiconque.

Photo de la couverture: www.ingimage.com

Editeur: Presses Académiques Francophones est une marque déposée de
Südwestdeutscher Verlag für Hochschulschriften GmbH & Co. KG
Heinrich-Böcking-Str. 6-8, 66121 Sarrebruck, Allemagne
Téléphone +49 681 37 20 271-1, Fax +49 681 37 20 271-0
Email: info@presses-academiques.com

Produit en Allemagne:
Schaltungsdienst Lange o.H.G., Berlin
Books on Demand GmbH, Norderstedt
Reha GmbH, Saarbrücken
Amazon Distribution GmbH, Leipzig
ISBN: 978-3-8381-7033-6

Imprint (only for USA, GB)
Bibliographic information published by the Deutsche Nationalbibliothek: The Deutsche Nationalbibliothek lists this publication in the Deutsche Nationalbibliografie; detailed bibliographic data are available in the Internet at http://dnb.d-nb.de.
Any brand names and product names mentioned in this book are subject to trademark, brand or patent protection and are trademarks or registered trademarks of their respective holders. The use of brand names, product names, common names, trade names, product descriptions etc. even without a particular marking in this works is in no way to be construed to mean that such names may be regarded as unrestricted in respect of trademark and brand protection legislation and could thus be used by anyone.

Cover image: www.ingimage.com

Publisher: Presses Académiques Francophones is an imprint of the publishing house
Südwestdeutscher Verlag für Hochschulschriften GmbH & Co. KG
Heinrich-Böcking-Str. 6-8, 66121 Saarbrücken, Germany
Phone +49 681 37 20 271-1, Fax +49 681 37 20 271-0
Email: info@presses-academiques.com

Printed in the U.S.A.
Printed in the U.K. by (see last page)
ISBN: 978-3-8381-7033-6

Sommaire

Introduction

Objectifs

Matériels et méthodes

Résultats

I

Discussion

Conclusion

Bibliographie

Introduction

L e terme burnout, d'origine anglo-saxonne, est inspiré de l'industrie aérospatiale. Il désigne l'épuisement du carburant d'une fusée avec comme résultante la surchauffe et le risque d'éclatement de la machine [34]. Le « burnout syndrome » ou « syndrome d'épuisement professionnel » ou « Kaloshi » (mort de fatigue) en japonais, est une réponse à un stress émotionnel et physique chronique [99].

Le concept de burnout a été défini en premier en 1974 par Frendenberger, psychiatre et psychanalyste américain. Il utilisa le terme pour caractériser le mal-être des jeunes volontaires travaillant à la prise en charge médico-sociale de toxicomanes [58].

Le burnout est considéré comme une réaction au stress chronique dans le cadre des professions d'aide, dont les infirmières, les travailleurs sociaux et les médecins. [35, 60]. Il découle de l'échec des stratégies d'adaptation utilisées face aux situations stressantes du travail. Sur le plan nosographique, il n'est pas codé comme une catégorie diagnostique dans la classification des troubles mentaux de l'Association Américaine de Psychiatrie, le Diagnostic and Statistical Manuel of Mental Disorders (DSM), mais la majorité des auteurs le considèrent comme un trouble de l'adaptation [70]. Ce syndrome est susceptible de frapper tout individu au travail, quelle que soit sa profession, mais les professions médicales demeurent des cibles privilégiées de ce syndrome. Cela est en rapport avec des facteurs de stress spécifiquement liés à la fonction soignante, comme la nécessité de prendre des décisions vitales sur la base d'informations ambiguës, le risque d'erreur aux conséquences graves, les contacts émotionnellement chargés avec les patients et leurs familles [9].

1

Introduction

Il est rare que le burnout s'installe d'emblée d'un seul tenant. Il est plutôt insidieux et on décrit quatre étapes essentielles [6]:

> - **L'enthousiasme:** le burnout débute par un enthousiasme idéaliste caractérisé par des grands espoirs, des attentes irréalistes, de l'énergie débordante. A ce stade, le travail représente toute la vie du sujet et promet de tout combler. Il s'agit d'une attitude qui caractérise plutôt le débutant. Le sujet risque une sur-identification aux patients, il dépense son énergie de façon excessive et souvent inefficace (d'où cette notion de « brûlure »). .

> - **La stagnation:** le travail perd son aspect primordial. Il se produit un désinvestissement progressif qui fait qu'il n'est plus vécu comme excitant. En revanche, les revendications personnelles prennent la première place (aménagement d'horaires, revenu, promotion).

> - **La frustration :** c'est à ce moment là que se développent classiquement les troubles physiques, comportementaux et émotionnels décrits par la suite. Le sujet s'interroge sur le sens de son travail, se sent mal et n'a plus envie de travailler. S'installe alors une période de questionnement sur la pertinence de ses choix professionnels. L'envie de mutation ou de reconversion survient. C'est à ce moment crucial que la réaction dépressive le guette. La distinction entre stagnation et frustration ne s'établit pas de façon très nette.

> - **L'apathie:** l'individu se sent presque chroniquement frustré au travail, tout en reconnaissant qu'il en a besoin pour des raisons purement économiques, ce qui est quelque peu réducteur et lui envoie une image dévalorisée de lui-même. Il cherche alors à éviter les conflits et les relations humaines, se protège de tout ce qui pourrait mettre en danger cette pseudo-situation de sécurité. Cette attitude parait compenser son

2

mal-être mais elle s'avère inadéquate. Parmi toutes les phases du burnout, l'apathie serait la plus difficile à surmonter.

Laguirand [*in* 73] adopte une perspective psychanalytique pour définir le burnout. Selon lui, ce qui cause le sentiment de mal-être est un déséquilibre entre l'image de soi et le surmoi. En d'autres termes, ce que l'individu vit dans son monde (physique et psychologique) n'est pas compatible avec la norme fixée par son surmoi. Quand le conflit entre l'image de soi et le surmoi n'est pas réglé, il entraîne des états de mal-être psychologique, physique et psychosomatique.

Les signes cliniques sont non spécifiques. Il s'agit de symptômes somatiques, psychiques et comportementaux variés [8, 54]:

➢ Symptômes somatiques non spécifiques : fatigue, douleur variable, troubles du sommeil, symptômes neurovégétatifs.

➢ Symptômes psychiques : irritabilité, appauvrissement affectif, méfiance, sensibilité accrue aux frustrations.

➢ Symptômes comportementaux : attitude cynique, désintérêt, retard, résistance excessive aux changements, un pseudo-activisme masquant une inefficacité au travail.

Pour Maslach , la psychologue qui a mis au point le test principal de mesure du phénomène, le syndrome d'épuisement professionnel comprend trois dimensions corrélées mais distinctes [61, 114] :

1. **l'épuisement émotionnel (EE) ou fatigue psychologique** : le patient éprouve une sensation d'abattement qui le rend irritable et dont les conséquences physiques sont des troubles somatiques non-spécifiques. Travailler avec certains malades devient de plus en plus éprouvant. L'épuisement émotionnel est peu ou pas amélioré par le repos.

3

2. **la déshumanisation ou dépersonnalisation (DP) de la relation :** c'est une conséquence directe de l'épuisement émotionnel. Elle se traduit par le développement d'une attitude impersonnelle, détachée envers les personnes soignées, une sécheresse relationnelle s'apparentant au cynisme. Le patient n'est plus vraiment considéré comme une personne dans sa globalité et il est réduit à un cas, un numéro de chambre ou un organe défectueux. Il s'agit d'une mise à distance, d'un mode de protection de soi et de son intégrité psychique [13].

3. **la diminution de l'accomplissement personnel (AP) :** elle s'exprime par un sentiment d'être frustré dans son travail et de ne pas faire du bon travail. Ceci est vécu comme un sentiment d'échec personnel et se traduit par une dévalorisation de soi, une démotivation, voire un désinvestissement du travail.

Bien que proche de la dépression sur un plan symptomatique et phénoménologique, le burnout n'est pas la dépression : il s'exprime spécifiquement dans le contexte du travail, alors que la dépression affecte globalement la vie de la personne [40, 21, 64, 70].

Plusieurs instruments de mesure ont été utilisés pour évaluer l'épuisement professionnel. Le Maslach Burnout Inventory ou MBI (Maslach et Jakobson, 1981) est le plus connu et le plus utilisé des tests de mesure [62 ,58].

Le burnout est un facteur d'instabilité professionnelle et d'absentéisme. Il entraîne une détérioration de la qualité des soins fournis aux patients [9, 40]. Le burnout des médecins modifie les prises de décision concernant les malades [103]. Il est associé à une mauvaise santé physique, aux troubles du sommeil, à l'usage exagéré de l'alcool et des drogues, aux problèmes conjugaux et familiaux [88, 63].

4

Introduction

Le burnout est fréquent chez les médecins, avec des taux allant de 25 % à 76 % selon les spécialités [78, 116]. La majorité des études montrent que les médecins généralistes sont plus atteints par le burnout que les spécialistes [74, 93, 40].

I- OBJECTIFS :

A- Objectif principal

Mesurer la prévalence du burnout auprès des médecins généralistes du Cap Bon.

B- Objectifs secondaires

1. Déterminer les facteurs de risque du burnout chez ces médecins.
2. Rechercher les conséquences de ce syndrome.
3. Identifier les causes de l'épuisement professionnel, perçues par les médecins enquêtés.

II- MATERIEL ET METHODE :

A- Type de l'étude :

Il s'agit d'une enquête transversale.

B- Population de l'étude :

L'enquête a été réalisée auprès de tous les médecins généralistes exerçant dans le secteur public de la région du Cap Bon, soit 135 médecins généralistes répartis comme suit (Tableau 1):

Tableau 1 : Répartition des médecins du Cap Bon selon le lieu d'exercice

Circonscription	Hôpital	Nombre de médecins
Nabeul	Groupement de santé de base de Nabeul	13
Nabeul	Hôpital régional Tletli	8
Nabeul	Hôpital régional Maâmouri	17
Dar Chaâbane	Groupement de santé de base de Nabeul	5
Béni Khiar	Groupement de santé de base de Nabeul	8
Hammamet	Hôpital de Hammamet	10
Korba	Hôpital de Korba	8
El Mida	Hôpital Régional de Menzel Temime	4
Menzel Temime	Hôpital Régional de Menzel Temime	12
Kélibia	Hôpital de Kélibia	10
El Haouaria	Hôpital de Haouaria	8
Menzel Bouzelfa	Hôpital de Menzel Bouzelfa	6
Béni Khalled	Hôpital de Béni Khalled	5
Soliman + Takelsa	Hôpital de Soliman	9
Grombalia	Hôpital de Grombalia	8
Bou Argoub	Hôpital de Bou Argoub	4

Matériels et méthodes

Au moment de l'enquête, 5 médecins (soit 3,7 %) étaient en congé de longue durée (2 pour cause psychiatrique). Deux d'entre eux ont pu être contactés et ont répondu au questionnaire. Au total 132 médecins généralistes ont été inclus dans notre étude.

C- Méthodes d'investigation

1- Auto questionnaire :

Nous avons utilisé un auto questionnaire anonyme comprenant quatre parties :

a- 1ère partie :

Elle concerne les données personnelles et professionnelles. Les principaux paramètres étaient : le sexe, l'âge, le statut matrimonial, le lieu d'exercice, l'ancienneté, la charge de travail.

b- 2ème partie :

Elle concerne les conséquences possibles du burnout telles que le désir de reconversion ou l'usage de psychotropes.

c- 3ème partie :

Elle sonde l'avis des médecins sur les causes de l'épuisement professionnel qui les concernent personnellement. Une liste de 16 facteurs stressants a été proposée aux médecins avec une dernière question ouverte.

Pour établir cette liste, nous nous sommes inspirés de la revue de la littérature, de notre expérience personnelle et de celle des médecins ayant effectué le pré-test.

d- 4ème partie :

Elle permet aux médecins de proposer les solutions qu'ils envisagent pour améliorer les conditions de leur exercice.

2- Maslach Burnout Inventory (MBI):

Le MBI est un inventaire de 22 items, dont :

> ➢ 9 évaluent l'épuisement émotionnel,
>
> ➢ 5 évaluent la dépersonnalisation,
>
> ➢ 8 évaluent l'accomplissement professionnel.

Chaque item est coté de 0 (jamais ressenti) à 6 (ressenti chaque jour). Le MBI est largement utilisé pour ses qualités psychométriques de validité et de fidélité constantes d'une étude à l'autre [62, 64]. La validité de sa traduction en langue française a été confirmée [103]. Le résultat du MBI n'est pas un score global, mais un score exprimé en « bas/ modéré/ élevé » pour les trois dimensions (épuisement émotionnel, dépersonnalisation, accomplissement professionnel). Un score élevé d'épuisement émotionnel ou de dépersonnalisation, ou un score bas d'accomplissement professionnel, suffit à définir le burnout. Le burnout est dit « faible » si l'une des trois dimensions est pathologique, « moyen » si deux des trois dimensions sont pathologiques, « élevé » si les trois dimensions sont pathologiques. **Dans notre étude, nous avons considéré comme ayant un épuisement professionnel seules les personnes ayant 2 ou 3 dimensions pathologiques. Le burnout est considéré comme élevé (ou sévère) si l'épuisement émotionnel et la dépersonnalisation sont élevés avec un accomplissement professionnel bas.**

3- Inventaire abrégé de dépression de Beck (BDI):

Il s'agit d'un inventaire de mesure de la profondeur de la dépression qui a été développé par Beck à partir de 1962 [18]. La forme originale incluait tous les symptômes de la constellation dépressive. La forme abrégée (à 13 items) n'a retenu que les items les plus fortement corrélés avec la note globale de l'échelle de Beck à 21 items. Les 13 items retenus mesurent les symptômes suivants :

1) Tristesse
2) Pessimisme
3) Echec personnel
4) Insatisfaction
5) Culpabilité
6) Dégoût de soi
7) Tendances suicidaires
8) Retrait social
9) Indécision
10) Modification négative de l'image de soi
11) Difficultés au travail
12) Fatigabilité
13) Anorexie

Il s'agit d'une échelle d'autoévaluation. Chaque item est constitué de 4 phrases correspondant à 4 degrés d'intensité croissante d'un symptôme allant de 0 à 3. Dans le dépouillement, il faut tenir compte de la cote la plus forte choisie pour une même série. L'étendue de l'échelle va de 0 à 39.

L'inventaire abrégé de dépression de Beck est la mesure subjective de dépression la plus utilisée. Il s'agit d'un instrument bien accepté par les patients et facile à administrer du fait de sa brièveté. Différents seuils de gravité sont retenus [7]

➢ 0-4 : pas de dépression
➢ 4-7 : dépression légère
➢ 8-15 : dépression modérée
➢ ≥ 16 : dépression sévère

4- L'Inventaire d'anxiété Trait-Etat de Spielberger (State-Trait Anxiety Inventory ou STAI) [92] :

L'inventaire d'anxiété trait-état de Spielberger représente l'une des échelles d'autoévaluation de l'anxiété les plus utilisées. Son originalité réside dans la possibilité de quantifier, de façon indépendante, l'anxiété actuelle au moment de la passation (l'anxiété-état) et le tempérament anxieux habituel du sujet (l'anxiété-trait). Ses qualités sont évidentes : brièveté, items courts clairement définis et faciles à quantifier en fonction de leur intensité ou de leur fréquence. La forme Y de l'inventaire d'anxiété trait-état a été adaptée en français par Schweitzer et Paulhan [98].

Chaque item de l'inventaire d'anxiété trait-état est évalué de 1 à 4, en fonction de sa fréquence en ce qui concerne l'anxiété-trait (presque jamais = 1, parfois = 2, souvent = 3, presque toujours = 4). Cependant, les notes des items "moins" (mesurant l'absence d'anxiété) doivent être inversées (4 = 1, 3 = 2, 2 = 3, 1 = 4 : items 21, 23, 26, 27, 30, 33, 34, 36 et 39 de l'échelle d'anxiété-trait).

L'échelle STAI (forme trait) a comme seuil critique pathologique 40 pour les hommes et 45 pour les femmes. Nous nous sommes limités à l'évaluation en 20 items de l'anxiété-trait, c'est-à-dire le tempérament anxieux habituel du sujet.

5- Le DETA (traduction française du CAGE [66]) :

Les initiales DETA sont celles des mots clefs de ces questions : diminuer, entourage, trop, alcool. Le DETA est le test de dépistage le plus largement recommandé dans les pays anglo-saxons [66]. C'est un test sensible pour le diagnostic de l'alcoolo-dépendance, mais peu spécifique. Son utilisation est recommandée en première intention pour dépister les personnes ayant un « problème avec l'alcool ».

D- Le déroulement de l'enquête :

Les objectifs et les modalités de cette étude ont été présentés aux les médecins. Un pré-test a été réalisé auprès d'un petit groupe de médecins généralistes afin d'évaluer le degré de compréhension des questions et l'acceptabilité du questionnaire. Certains items ont été supprimés et remplacés par d'autres selon l'expérience et la pratique de ces médecins.

L'enquête s'est déroulée au mois de juin 2008. Les questionnaires ont été donnés directement aux médecins avec une lettre d'accompagnement et une enveloppe-réponse. Un délai de deux semaines était attendu pour les réponses. Les médecins qui n'ont pas répondu ont été contactés par téléphone.

E- L'analyse :

Les questionnaires ont été saisis et traités par le logiciel SPSS dans sa 11ème version. Nous avons utilisé le test du Chi-2 pour la comparaison des pourcentages et l'analyse de variance Anova pour la comparaison de moyennes. L'analyse multi variée a été faite à l'aide de la régression logistique. Le seuil de significativité était de 0,05.

III- RESULTATS :

A- Caractéristiques de l'échantillon

Parmi 132 médecins, 119 ont répondu au questionnaire. Six questionnaires étaient inexploitables car il y avait des items non remplis dans le MBI. L'échantillon final était formé de 113 médecins, soit un taux de réponse de 85,6 %.

1- caractéristiques sociodémographiques

a- Age:

Les médecins répondants avaient en moyenne 47±7 ans (médiane : 48 ans), avec des extrêmes allant de 32 ans à 59 ans. La moitié des médecins avaient moins de 48 ans.

b- Sexe:

Parmi les médecins répondants, 51, 3 % étaient des femmes, avec un sexe ratio de 0,94 (Figure 1).

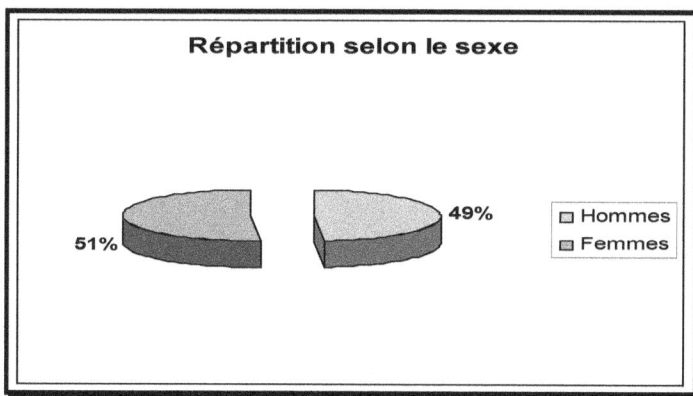

Figure 1 : *Répartition des médecins répondants selon le sexe.*

c- Statut marital

La majorité des médecins était mariée (94,7 %). Dans notre échantillon, 3 médecins étaient célibataires, 2 divorcés et 1 veuf.

d- Profession du conjoint

42 % des conjoints des médecins répondants exerçaient une profession médicale ou paramédicale. 40 % exerçaient d'autres professions (Figure 2).

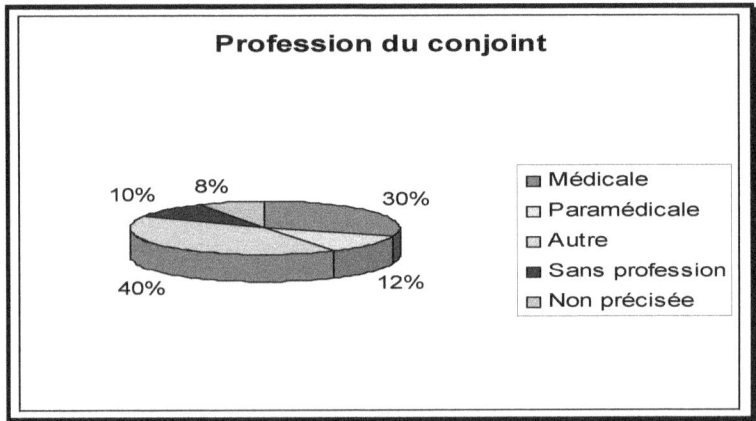

*Figure 2 : **Répartition des médecins répondants selon la profession du conjoint.***

e- Nombre d'enfants à charge

Le nombre d'enfants à charge était, en moyenne, de 2,29±0,9 avec des extrêmes de 0 et 5 enfants. 45 % des médecins avaient 2 enfants.

Les caractéristiques sociodémographiques sont récapitulées dans le tableau 2.

Tableau 2: **Récapitulatif des caractéristiques sociodémographiques**

Sexe	
Hommes	55 (48,7 %)
Femmes	58 (51,3 %)
Age	
Moyen (extrêmes)	47±7 ans (32-59)
Statut marital	
Marié	107 (94,7 %)
Célibataire	3 (2,7 %)
Divorcé	2 (1,8 %)
Veuf	1 (0,9 %)
Enfants à charge	
Moyenne (extrêmes)	2,2 ±0,9 (0-5)
Profession du conjoint	
Médicale	
Paramédicale	34 (30,8 %)
Autre	13 (12,1 %)
Sans profession	46 (43 %)
Non précisée	11 (10,3 %)
	3 (2,8 %)

2- Antécédents

a- Antécédents personnels somatiques

Quarante médecins (soit 35,4 %) avaient des antécédents somatiques. Les pathologies les plus fréquentes étaient l'hypertension artérielle (HTA), Le diabète non insulinodépendant (DNID) et les problèmes thyroïdiens (Figure 3).

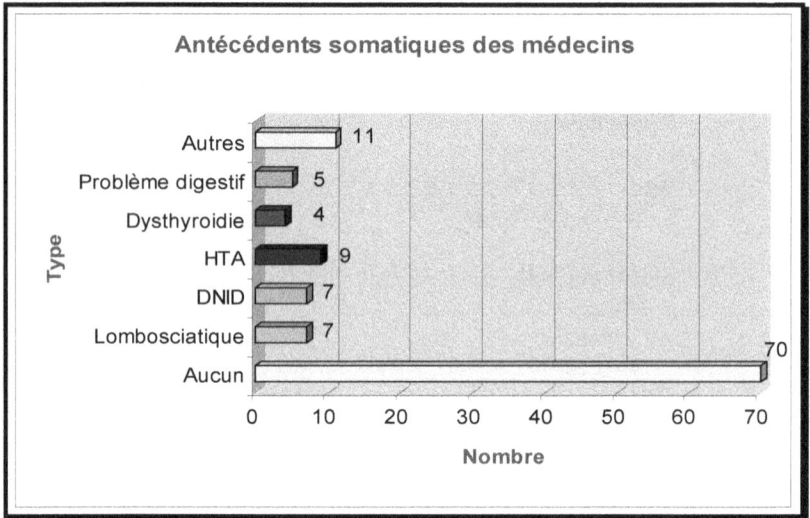

Antécédents somatiques des médecins

Type	Nombre
Autres	11
Problème digestif	5
Dysthyroidie	4
HTA	9
DNID	7
Lombosciatique	7
Aucun	70

Figure 3 : ***Répartition selon les antécédents personnels somatiques***

b- Antécédents personnels psychiatriques

Dans notre échantillon, 14 médecins (soit 12,4 %) avaient des antécédents personnels psychiatriques. Il s'agit essentiellement de troubles dépressifs (10 cas). Deux médecins avaient un trouble panique et deux autres avaient un trouble bipolaire.

c- Antécédents familiaux psychiatriques

Des antécédents familiaux psychiatriques étaient notés chez 15,9 % des médecins. La dépression était le trouble le plus fréquent.

Les antécédents personnels et familiaux des médecins sont récapitulés dans le tableau 3.

Tableau 3: **Récapitulatif des antécédents des médecins répondants.**

Antécédents personnels somatiques	N	%
DNID	7	6,2
HTA	9	8
Lombosciatique	7	6,2
Dysthyroidie	4	3,5
Problème digestif	5	4,4
Autre	11	9,7
Aucun	70	62
Antécédents personnels psychiatriques		
Dépression	10	8,8
Trouble anxieux	2	1,8
Trouble bipolaire	2	1,8
Aucun	99	87,6
Antécédents familiaux psychiatriques		
Dépression	8	7
Schizophrénie	2	1,8
Trouble anxieux	2	1,8
Trouble bipolaire	1	0,9
Non précisés	5	4,4
Aucun	91	80,5
Pas de réponse	4	3,6

3- Pratique de loisirs

40,7 % des médecins de l'étude pratiquaient un loisir. Il s'agissait essentiellement de la pratique d'une activité sportive.

4- Caractéristiques professionnelles

a- Lieu d'exercice

Près de la moitié (46 %) des médecins exerçaient dans un hôpital régional ou de circonscription. 39 médecins exerçaient uniquement dans un centre de santé de base (CSB). Le reste des médecins exerçaient à la fois dans un CSB et dans un hôpital (Tableau 4).

Tableau 4: **Répartition des médecins selon le lieu d'exercice.**

	Nombre	Pourcentage (%)
Hôpital de circonscription ou régional	52	46
CSB chef lieu	22	19,5
CSB périphérique	17	15
CSB + Hôpital	22	19,5
Total	113	100

b- Nombre d'années d'exercice (ancienneté)

Le nombre d'années d'exercice était de 16,5 ±7,8 ans, avec des extrêmes allant de 0 à 30 ans d'exercice (Tableau 5).

Tableau 5: **Répartition selon l'ancienneté**

	Nombre	Pourcentage (%)
0 à 10 ans	36	31,85
11 à 20 ans	36	31,85
21 à 30 ans	41	36,3
Total	113	100

---

c- Charge de travail

> **Nombre d'heures de travail/semaine**

Les médecins répondants travaillaient 34,49 ±9,2 heures/semaine en moyenne, avec au minimum 15 et au maximum 56 heures.

> **Nombre moyen de patients par jour de consultation**

Les médecins voyaient de 15 à 100 malades par jour de consultation avec une moyenne de 33,48±10,5 patients.

> **Gardes**

Les médecins interrogés faisaient en moyenne 3,88±3,2 gardes par mois, avec des extrêmes de 0 à 14 gardes (Tableau 6). Il faut noter que les médecins travaillant uniquement aux urgences, assuraient des gardes de 12 heures.

Tableau 6: **Fréquence et type de gardes**

	Nombre	Pourcentage
Pas de gardes	25	22,1
Inf ou égal à 5 gardes	60	53,1
6 gardes ou plus	17	15
Gardes urgences	11	9,7
Total	113	100

> **Nombre de patients par garde**

Les médecins répondants ont affirmé avoir examiné en moyenne 62,7±37,9 malades par garde, au minimum 10 et au maximum 180 patients.

e- Exercice d'autres activités que le soin

Parmi les médecins enquêtés, 28 % exerçaient une activité autre que le soin. Le plus souvent, il s'agit de la participation à une association.

f- Exercice d'une activité de recherche

Seul un médecin sur quatre (25,7 %) faisait une activité de recherche.

g- Formation médicale continue (FMC)

Parmi les médecins répondants, 77 % suivaient une FMC, à une fréquence de plus de 12 séances/an dans 28 % des cas.

Les caractéristiques professionnelles des médecins enquêtés sont récapitulées dans le tableau 7.

Tableau 7: **Récapitulatif des caractéristiques professionnelles des médecins enquêtés**

Lieu d'exercice	
hôpital de circonscription ou régional	52 (46 %)
CSB chef lieu	22 (19,5 %)
CSB périphérique	17 (15 %)
CSB + Hôpital	22 (19,5 %)
Nombre d'années d'exercice	
Moyenne (extrêmes)	16,5±7,8 (0 - 30)
Nombre d'heures de travail/semaine	
Moyenne (extrêmes)	34,4±9,2 (15 - 56)
Nombre moyen de patients par jour de consultation	
Moyenne (extrêmes)	33,4±10,5 (15 - 100)
Gardes	
Moyenne (extrêmes)	3,88±3,2 (0 - 14)
Pas de gardes	25 (22,1 %)
Inf ou égal à 5 gardes	60 (53,1 %)
6 gardes ou plus	17 (15 %)
Gardes urgences	11 (9,7 %)
Nombre de patients par garde	
Moyenne (extrêmes)	
	62,7±37,9 (10 -180)
Exercice d'autres activités que le soin	
Oui	32 (28,3 %)
Non	81 (71,7 %)
Formation médicale continue (Nombre de séances/an)	
0	26 (23 %)
1-3	18 (15,8 %)
4-6	12 (10,6 %)
6-12	25 (22,1 %)
>12	32 (28,3 %)

B- Fréquence du burnout et facteurs associés

1- Fréquence du burnout

a- Fréquence de l'épuisement émotionnel

Le score moyen de l'EE était de 24,58±14,2 avec des extrêmes allant de 1 à 54. Parmi les médecins répondants, 35 % avaient un niveau élevé d'épuisement émotionnel et 35 % avaient un niveau faible d'épuisement émotionnel (Figure 4).

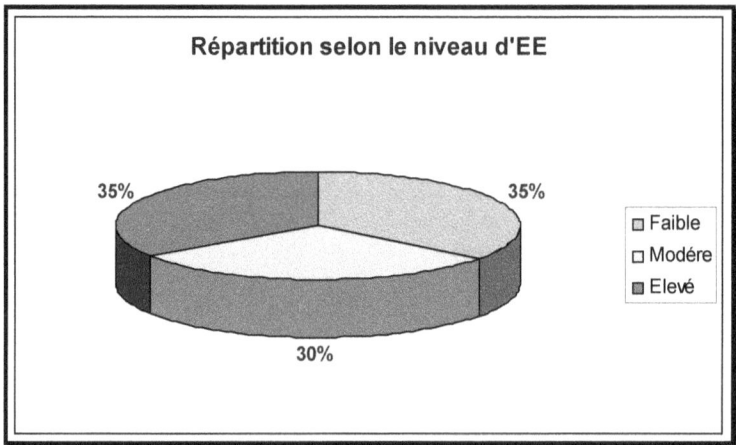

Figure 4 : Répartition des médecins enquêtés selon le niveau d'EE

c- Fréquence de la dépersonnalisation

Le score moyen de la DP était de 6,74±6,3 avec des extrêmes allant de 0 à 29. Parmi les médecins répondants, 21 % avaient un niveau élevé de dépersonnalisation. 49 % des médecins avaient un niveau faible de dépersonnalisation (Figure 5).

22

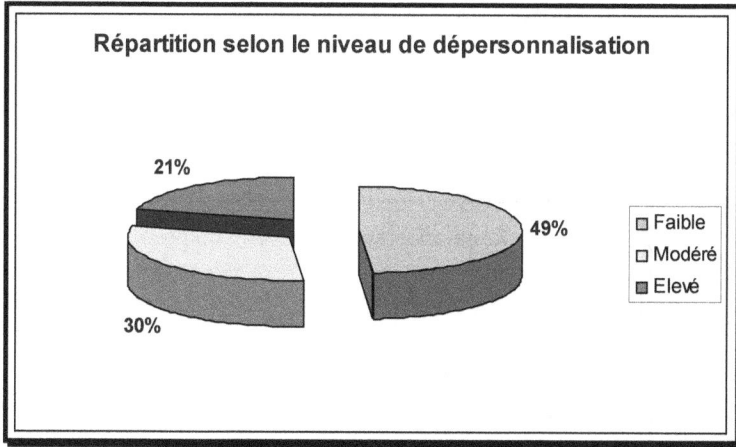

Figure 5: **Répartition des médecins enquêtés selon le niveau de DP**

d- Fréquence de l'accomplissement personnel

Le score moyen de l'AP était de 35,35±8,6 avec des extrêmes allant de 6 à 48. Parmi les médecins répondants, 38 % avaient un niveau élevé d'accomplissement personnel au travail et 40 % avaient un niveau bas d'AP (Figure 6).

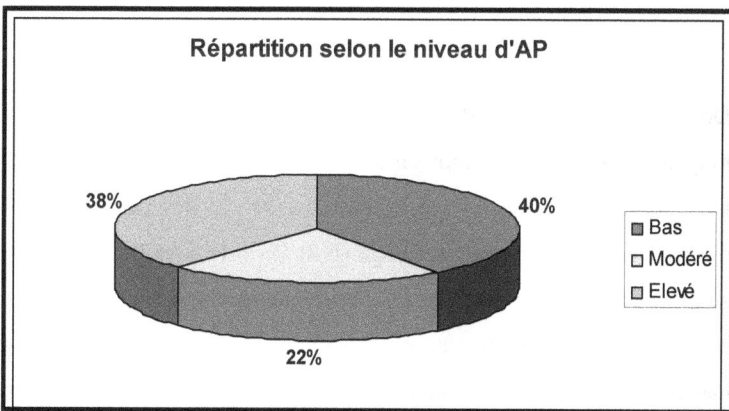

Figure 6: **Répartition des médecins enquêtés selon le niveau d'AP.**

23

e- Fréquence des trois dimensions

Dans notre échantillon, 30 % des médecins avaient un épuisement professionnel (Figure 7). Un burnout sévère a été noté dans 7,1 % des cas.

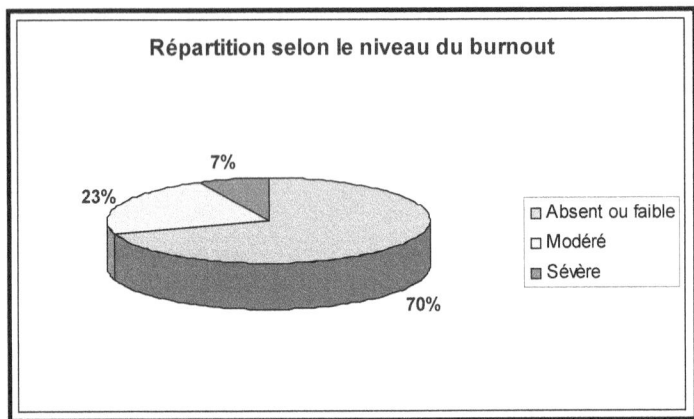

*Figure 7: **Répartition des médecins enquêtés selon le niveau du burnout.***

C- Fréquence de la dépression et du tempérament anxieux chez les médecins enquêtés (résultats du BDI et du STAI)

1- Fréquence de la dépression

Un seul médecin n'a pas rempli tous les items de l'Inventaire abrégé de Dépression de Beck (BDI). Concernant les médecins répondants, le score moyen du BDI était en moyenne de 6,7±5,7 ; avec des extrêmes de 0 à 34. Une dépression sévère a été notée dans 8,8 % des cas (Figure 8). Pas de différences notées concernant l'âge (p=0,5), ni le sexe (p=0,7). Des tendances suicidaires ont été notées chez 7 personnes (soit 6,2 %). La proposition : « je pense que la mort me libèrerait » a été rapportée par 6 médecins. Dans un seul cas, c'est la proposition : « si je le pouvais, je me tuerais » qui a été rapportée.

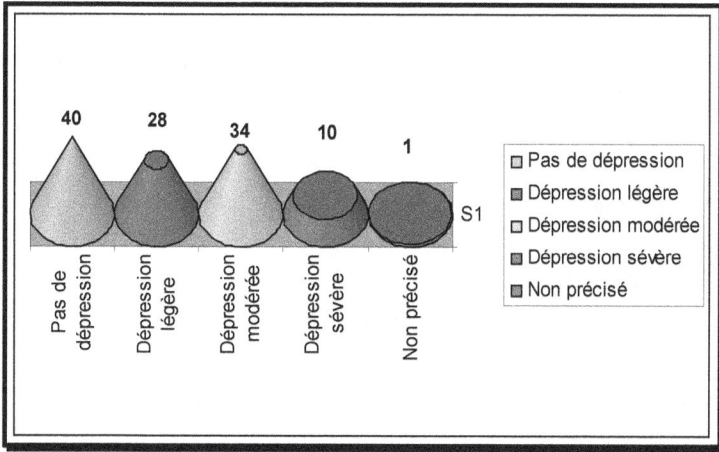

Figure 8: **Répartition des médecins enquêtés selon le niveau de dépression.**

2- Fréquence du tempérament anxieux

Le score moyen du STAI était en moyenne de 42,9±10,9 ; avec des extrêmes de 22 à 70. Parmi les médecins répondants, 49,6 % avaient un tempérament anxieux. Il n' y avait pas de différences selon l'âge (p=0,4), ni le sexe (p=0,6).

C- Facteurs associés au burnout

1- Analyse univariée

a- Facteurs associés au burnout

La présence du burnout était significativement associée à un nombre d'années d'exercice plus faible (p=0,05), à l'absence d'une FMC (p=0,003), à la dépression (p<10^{-3}), à la présence d'un tempérament anxieux (p<10^{-3}) et à la présence de tendances suicidaires (p=0,016) (Tableau 8).

Tableau 8: **Burnout et caractéristiques des médecins répondants**

Caractéristiques des médecins répondants	Burnout		p
	Absent	Présent	
Age moyen (an)	$47,8 \pm 7,1$	$44,8 \pm 6,4$	NS
Sexe			
Masculin (N=55)	40 (72,7 %)	15 (27,3 %)	NS
Féminin (N=58)	39 (67,2%)	19 (32,8 %)	
Situation familiale			
Vivre en couple (107)	73 (68,2 %)	34 (31,8 %)	NS
Seul (6)	6 (100 %)	0 (0 %)	
Avec enfants à charge	2,4	2	NS
Profession du conjoint :			
Médicale/Paramédicale (N=47)	31 (66 %)	16 (34 %)	NS
Autre (N=57)	40 (70,2 %)	17 (29,8 %)	
Pratique de loisirs			
Non (N=67)	43 (64,2 %)	24 (35,8 %)	
Oui (N=46)	36 (78,3 %)	10 (21,7 %)	NS
Présence d'antécédents personnels somatiques			
Non (N=70)	49 (70 %)	21 (30 %)	
Oui (N=40)	27 (67,5 %)	13 (32,5 %)	NS
Présence d'antécédents personnels psychiatriques			
Non (N=97)	69 (71,1 %)	28 (28,9 %)	
Oui (N=14)	9 (64,3 %)	5 (35,7 %)	NS
Présence d'antécédents familiaux psychiatriques			
Non (N=91)	63 (69,2 %)	28 (30,8 %)	
Oui (N=18)	12 (66,7 %)	6 (33,3 %)	NS
Score de dépression (BDI)	$5 \pm 4,7$	$10,6 \pm 6$	$<10^{-3}$

Résultats

Caractéristiques des médecins répondants	Burnout		p
	Absent	Présent	
Présence de tendances suicidaires			
Non (N=104)	75 (72,1 %)	29 (27,9 %)	
Oui (N=7)	2 (28,6 %)	5 (71,4 %)	0,016
Score d'anxiété (STAI)	39,3 ± 10	51 ± 8,5	$<10^{-3}$
Lieu d'exercice			
Hôpital régional/circonscription (N=52)	35 (67,3 %)	17 (32,7 %)	
Hôpital+CSB (N=39)	29 (74,4 %)	10 (25,6 %)	NS
CSB (N=22)	15 (68,2 %)	7 (31,8 %)	
Nombre moyen d'années de travail	17,4 ± 7,6	14,2 ± 8	0,05
Nombre moyen d'heures de travail/semaine	34,7 ± 9,4	33,8 ± 8,8	NS
Nombre moyen de patients/jour de consultation	32,7 ± 8,4	35,6 ± 14,8	NS
Nombre moyen de gardes/mois	3,6 ± 3	4,4 ± 3,7	NS
Nombre moyen de patients/garde	58,5 ± 35,5	71,5 ± 41,9	NS
Pratique d'autres activités (syndicat, association)			
Non (N=81)	58 (71,6 %)	23 (28,4 %)	
Oui (N=32)	21 (65,6 %)	11 (34,4 %)	NS
Pratique d'une activité de recherche			
Non (N=84)	60 (71,4 %)	24 (28,6 %)	
Oui (N=29)	19 (65,5 %)	10 (34,5 %)	NS
Suivi d'une formation médicale continue			
Non (N=26)	12 (46,2 %)	14 (53,8 %)	
Oui (N=87)	67 (77 %)	20 (23 %)	0,003

b- Facteurs associés à l'EE élevé

La présence d'un niveau élevé d'EE était significativement associée à la dépression ($p<10^{-3}$) et au tempérament anxieux ($p<10^{-3}$). Il n'y avait pas de différence selon le sexe, ni l'ancienneté (Tableau 9).

Tableau 9: EE et caractéristiques des médecins répondants

Caractéristiques des médecins répondants	EE		p
	Bas/Modéré	Elevé	
Age moyen	$47,7 \pm 7,2$	$45,5 \pm 6,7$	NS
Sexe			
Masculin (N=55)	41 (74,5 %)	14 (25,5 %)	NS
Féminin (N=58)	33 (56,9 %)	25 (43,1 %)	
Situation familiale			
Vivre en couple (N=107)	68 (63,6 %)	39 (36,4 %)	NS
Seul (N= 6)	6 (100 %)	0 (0 %)	
Avec enfants à charge (moyenne)	$2,1 \pm 1$	$2,1 \pm 0,7$	NS
Profession du conjoint : Médicale/Paramédicale (N=47)	30 (63,8 %)	17 (36,2 %)	NS
Pratique de loisirs (N=46)	34 (73,9 %)	12 (26,1 %)	NS
Présence d'antécédents personnels somatiques (N=40)	24 (60 %)	16 (40 %)	NS
Présence d'antécédents personnels psychiatriques (N=14)	7 (50 %)	7 (50 %)	NS
Présence d'antécédents familiaux psychiatriques (N=18)	11 (61,1 %)	7 (38,9 %)	NS
Score de dépression (médiane)	3	9	$<10^{-3}$
Présence de tendances suicidaires (N=7)	3 (42,9 %)	4 (57,1 %)	NS
Score d'anxiété (moyenne)	$38,6 \pm 9,6$	$50,7 \pm 8,9$	$<10^{-3}$

28

Lieu d'exercice

Hôpital régional/circonscription (N=52)	36 (69,2 %)	16 (30,8 %)	
CSB (N=39)	25 (64,1 %)	14 (35,9 %)	NS
CSB+ Hôpital (N=22)	13 (59,1 %)	9 (40,9 %)	

Travailler uniquement aux urgences (N=11)	5 (45,5 %)	6 (54,5 %)	NS
Nombre moyen d'années de travail	17,1 ± 7,8	15,2 ± 7,8	NS
Nombre moyen d'heures de travail/semaine	35,1 ± 9,9	33,3 ± 7,5	NS
Nombre moyen de patients/jour de consultation	32,3 ± 7,9	35,8 ± 14,5	NS
Nombre moyen de gardes/mois	3,8 ± 2,9	3,9 ± 3,8	NS
Nombre moyen de patient/garde	58,8 ± 35,6	70,8 ± 42	NS

Pratique d'activité autre que clinique :

Syndicat/Association (N=32)	22 (68,8 %)	10 (31,3 %)	NS
Activité de recherche (N=29)	20 (69 %)	9 (31 %)	NS
Formation médicale continue (N=87)	61 (70,1 %)	26 (29,9 %)	NS

c- Facteurs associés à la DP élevée

La présence d'un niveau élevé de DP était significativement associée à l'exercice exclusif aux urgences (p=0,011), le nombre moyens de patients par garde (0,043), le tempérament anxieux (p<10^{-3}), et la dépression (p<10^{-3}) (Tableau 10).

Tableau 10: **DP et caractéristiques des médecins répondants**

Caractéristiques des médecins répondants	DP		p
	Bas/Modéré (%)	Elevé (%)	
Age moyen	$47,2 \pm 7,2$	$46,2 \pm 6,6$	NS
Sexe			
Masculin (N=55)	41 (74,5 %)	14 (25,5 %)	
Féminin (N=58)	48 (82,8 %)	10 (17,2 %)	NS
Situation familiale			
Vivre en couple (N=107)	83 (77,6 %)	24 (22,4 %)	NS
Seul (N=6)	6 (100 %)	0 (0 %)	
Avec enfants à charge	2,3	2,1	NS
Profession du conjoint :			
Médicale/Paramédicale (N=47)	37 (78,7 %)	10 (21,7 %)	
Autre (N=57)	44 (77,2 %)	13 (22,8 %)	NS
Pratique de loisirs			
Non (N=67)	51 (76,1 %)	16 (23,9 %)	
Oui (N=46)	38 (82,6 %)	8 (17,4 %)	NS
Présence d'antécédents personnels somatiques			
Non (N=70)	54 (77,1 %)	16 (22,9 %)	
Oui (N=40)	32 (80 %)	8 (20 %)	NS
Présence d'antécédents personnels psychiatriques			
Non (N=97)	75 (77,3 %)	22 (22,7 %)	
Oui (N=14)	13 (92,9 %)	1 (7,1 %)	NS
Présence d'antécédents familiaux psychiatriques			
Non (N=91)	70 (76,9 %)	21 (23,1 %)	
Oui (N=18)	15 (83,3 %)	3 (16,7 %)	NS
Score de dépression (BDI)	$5,4 \pm 4,8$	$11,4 \pm 6,7$	$<10^{-3}$

30

Présence de tendances suicidaires

Non (104)	83 (79,8 %)	21 (20,2 %)	
Oui (7)	4 (57,1 %)	3 (42,9 %)	NS

Score d'anxiété (STAI)	40,8 ± 10,5	50,2 ± 9,5	$<10^{-3}$

Lieu d'exercice

Hôpital régional/circonscription (N=52)	40 (76,9 %)	12 (23,1%)	
CSB (N=39)	31 (79,5 %)	8 (20,5 %)	NS
Hôpital + CSB (N=22)	18 (81,8 %)	4 (18,2 %)	

Travailler uniquement aux urgences

Non (N=102)	84 (82,4 %)	18 (17,6 %)	
Oui (N=11)	5 (45,5 %)	6 (54,5 %)	0,011

Nombre moyen d'années de travail	16,8 ± 7,8	15 ± 8	NS
Nombre moyen d'heures de travail/semaine	34,1 ± 9,5	35,9 ± 7,8	NS
Nombre moyen de patients/jour de consultation	33,4 ± 11,1	33,4 ± 7,7	NS
Nombre moyen de gardes/mois	3,7 ± 3	4,3 ± 3,9	NS
Nombre moyen de patient/garde	58,2 ± 35	77,7 ± 43,8	0,043

Pratique d'activité autre que clinique :

Syndicat/Association (N=32)	24 (75 %)	8 (25 %)	
Activité de recherche (N=29)	20 (69 %)	9 (31 %)	NS
Formation médicale continue (N=87)	71 (81,6 %	16 (18,4 %)	

d- Facteurs associés à l'AP bas

Un score bas d'AP était significativement associé au tempérament anxieux (p=0,01). L'exercice dans un CSB protége contre la diminution de l'AP (p=0,05). Les médecins pratiquant une FMC s'accomplissaient mieux sur le plan professionnel, mais ce résultat n'était pas significatif (Tableau 11).

Tableau 11: **AP et caractéristiques des médecins répondants**

Caractéristiques des médecins répondants	AP		p
	Bas (%)	Modéré/Elevé (%)	
Age moyen (ans)	46,2 ± 7,2	47,5 ± 7	NS
Sexe			
Masculin (N=55)	25 (45,5 %)	30 (54,5 %)	NS
Féminin (N=58)	20 (34,5 %)	38 (65,8 %)	
Situation familiale			
Vivre en couple (N=107)	42 (39,3 %)	65 (60,7 %)	NS
Seul (N=6)	3 (50 %)	3 (50 %)	
			NS
Avec enfants à charge	2,1 ± 0,8	2,3 ± 1	
Profession du conjoint			
Médicale/Paramédicale (N=47)	15 (31,9 %)	32 (68,1 %)	NS
Autre (N=57)	25 (43,9 %)	32 (56,1 %)	
Pratique de loisirs			
Non (N=67)	30 (44,8 %)	37 (55,2 %)	
Oui (N=46)	15 (32,6 %)	31 (67,4 %)	NS
Présence d'antécédents personnels somatiques			
Non (N=70)	26 (37,1 %)	44 (62,9 %)	
Oui (N=40)	17 (42,5 %	23 (57,5 %)	NS
Présence d'antécédents personnels psychiatriques			
Non (N=97)	37 (38,1 %)	60 (61,9 %)	NS
Oui (N=14)	6 (42,9 %	8 (57,1 %)	
Présence d'antécédents familiaux psychiatriques			
Non (N=91)	35 (38,5 %)	56 (61,5 %)	
Oui (N=18)	9 (50 %)	9 50 %)	NS
Score de dépression (BDI)	7,7 ± 6,6	6,1 ± 5	NS

Tendances suicidaires			
Non (N=104)	41 (39,4 %)	63 (60,6 %)	
Oui (N=7)	3 (42,9 %)	4 (57,1 %)	NS
Score d'anxiété (STAI)	46 ± 11,2	40,9 ± 10,4	0,015
Lieu d'exercice			
Hôpital régional/circonscription (N=52)	27 (51,9 %)	24 (48,1 %)	
CSB (N=39)	12 (30,8 %)	27 (69,2 %)	0,05
Hôpital + CSB (N=22)	6 (27,3 %)	16 (72,7 %)	
Nombre moyen d'années de travail	15,7 ± 8,3	17 ± 7,5	NS
Nombre moyen d'heures de travail/semaine	33,5 ± 9,6	35 ± 8,9	NS
Nombre moyen de patients/jour de consultation	34 ± 13,6	33,1 ± 8,4	NS
Nombre moyen de gardes/mois	4,32 ± 3,5	3,6 ± 3	NS
Nombre moyen de patient/garde	68,6 ± 42,9	58,4 ± 33,7	NS
Pratique d'autres activités que le soin			
Syndicat/Association (N=32)	16 (50 %)	16 (50 %)	
Activité de recherche (N=29)	11 (37,9 %)	18 (62,1 %)	NS
Formation médicale continue (N=87)	32 (36,8 %)	55 (63,2 %)	

2- Analyse multivariée

Après élimination des facteurs de confusion (analyse multivariée), certains facteurs paraissent comme déterminants du burnout : le tempérament anxieux ($p<10^{-3}$), ancienneté de moins de 10 ans (p=0,018), le nombre d'enfants inférieur ou égal à 2 (p=0,032), et l'absence de FMC (p=0,029). La présence d'un tempérament anxieux augmentait 9 fois plus le risque du

33

burnout. La FMC constitue un élément protecteur. La dépression ne parait pas comme un facteur déterminant du burnout (Tableau 12).

Tableau 12: **facteurs déterminants du burnout**

Facteur	OR (risque relatif)	P (probabilité)	Intervalle de confiance
Nombre d'enfants			
>2	1	0,032	1,10 – 8,74
≤2	3,1		
Ancienneté			
11 à 30 ans	1	0,018	1,23 – 10,26
0 à 10 ans	3,5		
Tempérament anxieux			
Non (N=55)	1	$<10^{-3}$	3,04 - 29,3
Oui (N=56)	9,4		
Formation médicale continue	1		
Non (N=26)	0,29	0,029	0,09 – 0,88
Oui (N=87)			
Dépression			
Non (N=68)	1	NS	-
Oui (N=44)	2,36		

D- Les conséquences du burnout relatées par les médecins

1- Fréquences des conséquences envisagées

Le tabagisme intéressait 61,6 % des médecins enquêtés. Un seul médecin (soit 0,88 %) avait un usage pathologique d'alcool. Parmi les médecins

34

enquêtés, 39 % désiraient changer de métier ou de mode d'exercice et 43,4 % estimaient que leur comportement a changé (tendance vers l'agressivité ou l'indifférence…). Les difficultés avec les malades et les collègues concernaient moins de 20 % des médecins et moins d'un médecin sur 5 prenaient des décisions de moindre effort. L'usage des psychotropes concernait 15 médecins (ceux qui avaient des antécédents psychiatriques étaient au nombre de 14) (Figure 9).

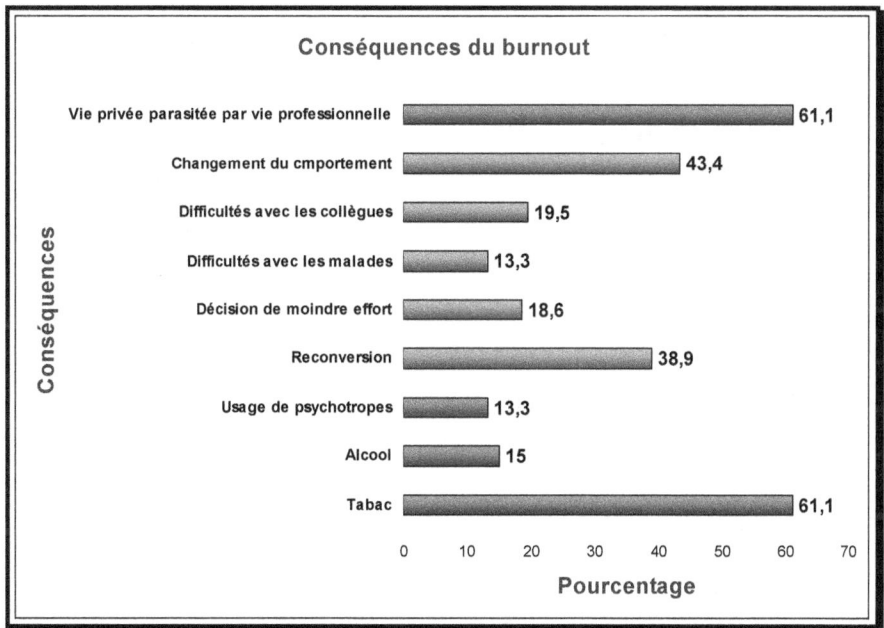

*Figure 9 : **Fréquence des conséquences envisagées du burnout.***

2- Association avec le burnout

a- Analyse univariée

Les médecins concernés par le burnout avaient significativement plus de désir de reconversion ($<10^{-3}$), plus de prises de décisions de moindre effort

35

(p=0,05), plus de difficultés avec les malades ($<10^{-3}$) et les collègues ($<10^{-3}$). Ces médecins rapportaient significativement plus de changements de leurs comportements ($<10^{-3}$). Ils estimaient plus fréquemment que leurs vies privées étaient parasitées par leur profession (0,007) (Tableau 13).

Tableau 13: **Associations entre Burnout et conséquences envisagées**

	Burnout		p
	Absent	Présent	
Tabac			
Non (N=96)	68 (70,8 %)	28 (29,2 %)	NS
Oui (N=17)	11 (64,7 %)	6 (35,3 %)	
Alcool			
Non (N=107)	75 (70,1 %)	32 (29,9 %)	NS
Oui (N=6)	4 (66,7 %)	2 (33,3 %)	
Usage de psychotropes			
Non (N=98)	70 (71,4 %)	28 (28,6 %)	NS
Oui (N=15)	9 (60 %)	6 (40 %)	
Reconversion			
Non (N=69)	60 (87 %)	9 (13 %)	$<10^{-3}$
Oui (N=44)	19 (43,2 %)	25 (56,8 %)	
Décisions de moindre effort			
Non (N=92)	68 (73,9 %)	24 (26,1 %)	0,05
Oui (N=21)	11 (52,4 %)	10 (47,6 %)	
Difficultés avec les malades			
Non (N=98)	75 (76,5 %)	23 (23,5 %)	$<10^{-3}$
Oui (N=15)	4 (26,7 %)	11 (73,3 %)	
Difficultés avec les collègues			
Non (N=91)	73 (80,2 %)	18 (19,8 %)	$<10^{-3}$
Oui (N=22)	6 (27,3 %)	16 (72,7 %)	
Changement du comportement			
Non (N=64)	55 (85,9 %)	9 (14,1 %)	$<10^{-3}$
Oui (N=49)	24 (49 %)	25 (51 %)	
Vie privée parasitée			
Non (N=44)	37 (84,1 %)	7 (15,9 %)	0,007
Oui (N=69)	42 (60,9 %)	27 (39,1 %)	

c- Analyse multivariée

Les médecins ayant un épuisement professionnel (EP) avaient 5,6 fois plus de difficultés avec leurs malades et 4,4 fois plus de difficultés avec leurs collègues. Ils avaient 3,5 fois plus envie de changer de métier ou de mode d'exercice (Tableau 14).

Tableau 14 : **Résultats de l'analyse multivariée des conséquences du burnout.**

Conséquence	OR (risque relatif)	p (Probabilité)	Intervalle de confiance
Reconversion Non (N=69) Oui (N=44)	1 3,5	0,023	1,18 – 10,52
Décisions de moindre effort Non (N=92) Oui (N=21)	1 2,5	NS	-
Difficultés avec les malades Non (N=98) Oui (N=15)	1 5,6	0,031	1,16 – 27,3
Difficultés avec les collègues Non (N=91) Oui (N=22)	1 4,4	0,023	1,23 – 15,99
Changement du comportement Non (N=64) Oui (N=49)	1 1,7	NS	-
Vie privée parasitée Non (N=44) Oui (N=69)	1 1,7	NS	-

E- Les causes de l'épuisement professionnel selon les médecins enquêtés

Les gardes étaient le facteur stressant le plus fréquemment cité par les médecins (80,6 %), suivi du manque de moyens pour prendre en charge certains malades. L'exigence et l'agressivité des malades ainsi que le risque médico-légal intéressaient plus de la moitié des médecins. Les facteurs organisationnels tels que les difficultés avec l'administration, la surcharge administrative et les difficultés à trouver des remplaçants étaient cités par moins de 50 % des médecins (Tableau 15). D'autres causes ont été proposées par les médecins telles que : l'absence de la climatisation et le manque de bureaux, le fait d'assurer des gardes après l'âge de 50 ans, ne pas bénéficier d'un repos après la garde (repos de sécurité), le remplacement dans d'autres CSB…

Tableau 15: Causes de l'épuisement professionnel perçues par les médecins enquêtés

Causes	Fréquence (%)
Gardes	80,6 (méd. concernés)
Manque de moyens pour prendre en charge certains malades	80,5
Exigences / Agressivité des patients	68,1
Risque médico-légal	61,9
Excès de paperasserie	51,3
Revenu insuffisant	49,6
Sentiment d'insécurité	47,8
Difficultés avec l'administration	45,1
Surcharge administrative	43,4
Difficultés à trouver des remplaçants	42,5
Manque de formation pour les problèmes psychosociaux	39,8
Manque de reconnaissance de la profession	34,5
Interruption des consultations: Téléphone ou autre	33,6
Difficultés relationnelles avec les collègues	27,4
Mode d'organisation des rendez-vous RDV (sur RDV ou pas)	16,8

Difficultés à s'adapter aux nouvelles recommandations	12,4
Autres	12,4

Les médecins en burnout ont cité, significativement plus que leurs collègues « non épuisés », les causes suivantes :

➤ Revenu insuffisant (64,7 % contre 43 %, p=0,03)

➤ Manque de reconnaissance de la profession (52,9 % contre 26,6 %, p=0,007)

➤ Sentiment d'insécurité (64,7 % contre 40,5 %, p=0,01)

➤ Risque médico-légal (79,4 % contre 54,4 %, p=0,01)

➤ Exigences / Agressivité des patients (82 % contre 62 %, p=0,03)

➤ Difficultés relationnelles avec les collègues (41,2 % contre 21,5 %, p=0,03)

F- Les solutions proposées par les médecins

Les solutions proposées étaient surtout d'ordre préventif telles que : l'augmentation du nombre de médecins et de paramédicaux (82 %) et une meilleure préparation des étudiants en médecine à l'exercice de la médecine générale (80 %). 75 % des médecins proposaient la sensibilisation des professionnels et les responsables aux limites de la responsabilité médicale comme solution. Moins d'un médecin sur deux a proposé des mesures de prise en charge telles que : l'instauration d'une prise en charge médicale et psychologique spécifique pour les médecins et le développement de groupes de parole entre confrères (Tableau 16). Plusieurs médecins ont proposé d'autres solutions en réponse à la question ouverte. Parmi ces solutions :

➤ Limiter l'âge de la retraite à 50 ou 55 ans (3 répondants).

➤ Repos systématique après la garde (2 répondants).

➤ Diminuer le nombre de gardes.

- ➤ Ne plus assurer de gardes après l'âge de 50 ans (2 répondants).
- ➤ Augmenter la prime de gardes.
- ➤ Améliorer les conditions de travail (bureaux, climatisation).
- ➤ Formation spécifique pour la médecine d'urgence.
- ➤ Formation des médecins pour la relation médecin-malade.
- ➤ Faire participer les médecins dans la prise de décisions concernant l'hôpital (2 répondants).
- ➤ Choisir un médecin pour la direction de l'hôpital (2 répondants).
- ➤ Réviser le système des concours dans la médecine général (principalat, majorat).

Six solutions proposées concernaient les gardes.

Tableau 16: **Solutions proposées par les médecins enquêtés**

Solutions	Fréquence (%)
Augmentation du nombre de médecins et de paramédicaux	82,3
Meilleure préparation des étudiants en médecine à l'exercice de la médecine générale	77,9
Reconnaissance du syndrome d'épuisement professionnel comme maladie professionnelle	77,9
Sensibilisation des professionnels et les responsables aux limites de la responsabilité médicale	75,2
Mise en place de cellules policières aux urgences	65,5
Meilleure organisation des soins	64,6
Revalorisation financière	52,2
Lignes téléphoniques de conseils médicaux et juridiques	50,4
Instauration d'une prise en charge médicale et psychologique spécifique pour les médecins	48,7
Développement de groupes de parole entre confrères	46
Facilitation des remplacements	46

Diminution de la charge de travail en déléguant certaines tâches aux paramédicaux	42,5
Autres	11,5

Il n'y avait pas de différences entre les médecins en burnout et ceux non concernés à propos des solutions proposées, sauf pour la délégation de certaines taches aux paramédicaux. En effet, 61,6 % des médecins « épuisés » optaient pour cette solution contre seulement 34,2 % des médecins non concernés par le burnout (p=0,007).

IV- DISCUSSION

A- Limites de l'étude

Nous avons mené une enquête transversale par questionnaire. Il s'agit de la méthode la plus utilisée dans l'évaluation des problèmes de santé mentale dans le travail [26]. Cependant, il existe certaines limites :

➢ Utilisation d'un questionnaire long.

➢ Utilisation d'échelles non validées dans notre contexte culturel.

➢ Le MBI, outil de mesure du burnout, n'explore pas toutes les dimensions du burnout. Par exemple, les symptômes physiques ne sont pas recherchés.

➢ Echantillon de petite taille.

B- Taux de participation

Dans notre étude, le taux de participation était de 85,6 %. Ce taux de réponse élevé témoigne de l'intérêt des médecins généralistes pour la question de l'épuisement professionnel. Il nous permet de dire que les données recueillies reflètent, de façon fidèle, les points de vue des médecins du Cap Bon. L'anonymat a permis, sans doute, aux médecins d'exprimer sincèrement leur vécu.

La majorité des études étrangères concernant le burnout des médecins généralistes obtient un taux de réponse supérieur à 60 % [3, 11, 12, 13, 29, 33, 37, 42, 49, 53, 68, 72, 76, 95, 97, 119]. Dans ces études, la méthodologie employée est celle du questionnaire postal ; la durée ou la période des études sont rarement précisées (Tableau 17). La longueur des questionnaires dans ces études est généralement importante car un autre questionnaire est souvent associé au MBI (questionnaire d'évaluation de la dépression, de la satisfaction au travail)

Des taux de participation plus faibles ont été rapportés. Ils étaient de 16 % dans l'étude de Vaquin-Villeminey *et al.* [114]. Dans cette étude le questionnaire a été envoyé par mail. L'utilisation exclusive de l'Internet serait un facteur limitant dans ce type d'études.

Tableau 17 : **Comparaison des taux du taux de participation dans différents pays.**

Étude/ Année	Pays	Échantillon	Taux de participation (%)
Jehel *et al.* 1999 [51]	France	158	63
Molina Siguero *et al.* 2003 [72]	Espagne	244	80,3
Guartite *et al.* 2004 [43]	Maroc	170	69
Goehring *et al.* 2005 [40]	Suisse	1784	65
Vaquin-Villeminey *et al.* 2007 [114]	France	221	16
Dunwoodie *et al.* 2007 [21]	Australie	43	95
Notre étude	**Tunisie**	**113**	**85,6**

C- Prévalence du burnout

Les résultats de notre enquête montraient que 30 % des médecins généralistes du Cap Bon souffraient de burnout et que 7,1 % présentaient un score de burnout élevé, c'est-à-dire avec les trois scores du BMI à un niveau dit «pathologique ». Des études européennes ont rapporté des taux de burnout élevé entre 3,5 % et 12 % [9, 114]

1- Comparaison avec des études européennes :

Un médecin sur trois avait un burnout. Ce taux est inférieur à ceux des études de la littérature, notamment les études françaises. Les résultats des principales études sont présentés dans les tableaux 18 et 19. Toutefois, il faut rester très prudent dans l'interprétation des résultats inter pays car :

➤ Il existe des variabilités culturelles des scores de MBI [89].

➤ Il existe une variation dans la définition du burnout (utilisation d'une seule dimension pathologique pour définir le burnout ou l'utilisation de scores moyens).

➤ Les populations d'études sont différentes : les médecins généralistes libéraux par exemple, les médecins libéraux de différentes spécialités…

Tableau 18 : **Comparaison avec des études européennes :**

Étude	Année	Pays	Taux du burnout (%)
Prieto Albino et *al* [76]	2002	Espagne	65,8
Goehring et *al* [40]	2005	Suisse	44,7
Vaquin-Villeminey [114]	2007	France	51,5
Notre étude	**2008**	**Tunisie**	**30**

L'EE concernait 35 % des médecins. Ce taux est comparable à la majorité des taux rapportés dans la littérature. La DP touchait un médecin sur cinq. Ce taux est nettement inférieur à ceux observés chez les médecins occidentaux. Le taux d'AP bas concernait 40 % des médecins de notre étude. Des taux comparables ont été notés dans la littérature [78, 104, 106]. Cependant, la majorité des études ont rapporté des taux inférieurs à ce taux.

Tableau 19: **Distribution des trois scores du MBI dans différentes études**

Échantillon	N	EE élevé (%)	DP élevée (%)	AP bas (%)
Médecins de première ligne Suisse, 2002 [40]	1755	19	22	16
Médecins généralistes Italie, 2000 [41]	182	32	27	13
Médecins des hôpitaux Italie, 2000 [41]	146	22	23	14
Chirurgiens anglais, 1993-94 [78]	161	27	22	32
Gastro-entérologues anglais, 1993-94 [78]	241	31	28	38
Radiologues anglais, 1993-94 [78]	214	33	21	49
Oncologues anglais, 1993-94 [78]	266	35	27	37
Résidents américains, 2001 [94]	115	53	64	31
Médecins libéraux de Bourgogne, France, 2001 [105]	394	47,2	32,8	29,2
Médecins libéraux de Champagne-Ardenne, France, 2002 [104]	408	42,3	44,5	37,4
Médecins généralistes de Poitou-Charentes, France, 2004 [106]	515	40,3	43,7	43,9
Médecins généralistes libéraux, Tahiti, 2006 [13]	89	7,2	12,5	13
Médecins généralistes du réseau sentinelle, France, 2007 [114]	221	27	32	27
Médecins généralistes libéraux, La Loire, France, 2004 [9]	306	26	34	19
Notre étude	**113**	**35**	**21**	**40**

1) Comparaison avec les études tunisiennes

Très peu d'études tunisiennes ont été réalisées. Il s'agit essentiellement d'études qui ont été présentées au cours de journées scientifiques [45, 102], ou de mémoire de fin d'étude [27]. Quelques résultats des études tunisiennes sont présentés dans le tableau 20.

Tableau 20 : Comparaison avec les études tunisiennes

Étude	Année	Échantillon	N	Taux du burnout (%)	Taux du burnout élevé (%)
Fathallah S [27]	2007	Infirmiers de réanimation, orthopédie, chirurgie (Nabeul)	56	34	-
Triki S [102]	2008	Infirmiers et aides soignants de différents CHU (Tunis)	70	60	10
Notre étude	**2008**	**Médecins généralistes du Cap Bon**	**113**	**30**	**7,1**

2- Comparaison des médecins et des autres professionnels engagés dans une relation d'aide

En Tunisie, deux études réalisées à Tunis, l'une concernant le personnel de l'hôpital Razi [45], l'autre concernant les infirmiers et les aides soignants de différents centres hospitalo-universitires CHU de Tunis [102], utilisant le MBI, ont montré des taux de burnout plus élevés. L'étude du burnout chez les infirmiers de réanimation, d'orthopédie et de chirurgie à Nabeul, a montré un taux du burnout légèrement plus élevé par rapport à notre étude [27]. On pourrait conclure que les infirmiers et les aides soignants seraient plus atteints par le burnout que les médecins.

Au contraire, une étude française a conclu que les scores de burnout des médecins libéraux (généralistes et spécialistes) seraient significativement plus élevés que ceux des échantillons normatifs Hollandais et Américains regroupant des infirmières, des médecins, des travailleurs sociaux et des pompiers [106]. Il faut, cependant, rester prudent dans l'interprétation de ces comparaisons car il existe des variabilités culturelles des scores du MBI [89].

B- Facteurs associés

1- Facteurs personnels

a- Age

Dans notre étude, il n'y avait pas de différence significative selon l'âge. Le rôle de l'âge dans la survenue du burnout est discuté dans la littérature. Le plus souvent les résultats sont non significatifs [9, 21, 104, 114]. Mais, pour certains, l'âge est inversement proportionnel à l'épuisement émotionnel ($p<0,05$) [13]. Des auteurs rapportent que plus les soignants sont jeunes, plus ils sont à risque de fatigue au travail [8]. Jehel *et al.* montrent que les scores de l'EE et de la DP diminuent significativement avec l'âge [51]. Selon ces auteurs, l'âge serait un facteur protecteur contre l'épuisement professionnel. Pour d'autres, certaines tranches d'âge seraient plus atteintes ; Goehring *et al,* rapportent que les médecins âgés de 45 à 55 présenteraient un haut niveau de burnout [40]. De même, une étude espagnole a montré que les médecins âgés de 37 à 46 ans étaient les plus épuisés [72].

47

b- Sexe

Le rôle du sexe sur l'apparition du burnout est également controversé Dans notre étude, le sexe n'influençait pas le taux de l'épuisement professionnel. Dans la littérature, les résultats sont majoritairement non significatifs [21, 106]. Certains travaux montrent que les femmes sont plus touchées que les hommes ; une étude française réalisée auprès de 306 médecins généralistes libéraux a conclu que l'épuisement émotionnel était plus fréquent chez les femmes [9]. Une étude tahitienne conclut aux mêmes résultats [13]. La plus grande vulnérabilité des femmes au burnout pourrait être liée à leur implication importante dans la relation émotionnelle avec leurs malades [10] et à la difficulté de concilier leurs vies, professionnelle et familiale [69].

c- Statut Marital

Le statut marital est souvent sans effet sur le burnout [13, 50, 72, 105, 106].

Selon certaines études, vivre en couple semble constituer un élément protecteur contre l'épuisement professionnel [36]. La vie en famille est corrélée à la satisfaction au travail [97]. De même, avoir des enfants serait associé à une meilleure satisfaction au travail, mais augmenterait le niveau de stress [113]. Dans notre étude, le statut marital n'influençait pas le taux du burnout, mais avoir plus de deux enfants était un élément protecteur.

d- Antécédents

Certaines études ont montré que les médecins jouissent d'une santé physique meilleure que celle de la population générale [31, 32]. Une étude américaine a prouvé que les médecins femmes ont une meilleure santé physique par rapport aux femmes dans la population générale. Mais une étude finlandaise a affirmé que certaines pathologies chroniques sont plus fréquentes chez les médecins (hommes et femmes) telles que les troubles intestinaux et gastriques [101]. Les antécédents de dépression seraient plus fréquents chez les personnes ayant un haut niveau de burnout, ce qui suggère une vulnérabilité commune [19].

e- Habitudes de vie (ou mode de vie)

➢ Pratique de loisirs

Selon Fanello *et al.*, l'épanouissement dans la vie extra professionnelle constitue un facteur de protection contre la souffrance psychique liée au travail [26]. La participation à des activités physiques régulières est associée à une fréquence moindre de dépression, d'anxiété. Elle améliore l'humeur et la santé psychologique et facilite la réalisation des taches quotidiennes [23]. L'étude européenne PRESST (Promouvoir en Europe Santé et Satisfaction des Soignants au Travail) a montré que les soignants dont le score d'EP était élevé avaient significativement moins d'activité sportive [23].

➢ Tabac

L'étude européenne PRESST a révélé que le tabagisme était significativement plus fréquent chez les soignants dont le score d'épuisement professionnel était élevé [23]. Dans notre étude, le tabagisme n'a pas été associé au burnout. Un résultat similaire a été rapporté par certains auteurs [9].

➢ Alcool

Dans notre étude, un seul médecin avait un mésusage de l'alcool. On n'a pas noté de relation entre alcool et burnout. Cependant, une relation

49

significative entre l'épuisement émotionnel et la consommation excessive d'alcool a été remarquée [9].

Certains auteurs ont rapporté que l'augmentation de la consommation d'alcool et de drogues serait une conséquence du burnout [44, 65, 57]. L'usage excessif d'alcool, de psychotropes ou de produits illicites est souvent considéré comme une manière inadéquate de gérer le stress chez les médecins [67].

Le mésusage de l'alcool est rapporté particulièrement chez les étudiantes en médecine et les jeunes médecins (âgés de moins de 40 ans) [30, 29]. Cathébras a noté que 5,5 % des médecins généralistes libéraux de la Loire (France) consommaient de l'alcool de façon excessive. Ce taux augmente à 18 % chez les médecins anglais des unités de soins intensifs [16].

Concernant la spécialité, les chirurgiens avaient les taux les plus élevés d'utilisation problématique de l'alcool [84].

> **Médicaments psychotropes et abus de substance**

Plusieurs études indiquent une automédication fréquente chez les médecins par des traitements entraînant une dépendance [30, 86]. Rosvold *et al.* ont rapporté que 12 % des médecins recourent à des tranquillisants mineurs, 73 % parmi eux s'auto-prescrivaient ces traitements [86]. Cette auto prescription de traitements exposerait les médecins au risque d'abus de substances [85]. Cathébras *et al.* rapportent que 30 % des médecins généralistes libéraux (La Loire, France) avaient pris des psychotropes [9]. 12 % des médecins anglais des unités de soins intensifs prenaient des traitements à visée hypnotique, 4 % prenaient des anxiolytiques et 4 % étaient sous traitements antidépresseurs. L'automédication ou l'abus de substances serait un indicateur de l'épuisement des médecins.

Dans notre étude, 14 médecins avaient des antécédents psychiatriques et 15 prenaient des psychotropes.

La comorbidité dépression, abus de substance et suicide serait particulièrement importante chez les médecins [108]. Chez 149 médecins hospitalisés dans un hôpital psychiatrique, Roness et al. ont remarqué que le tiers de ces médecins ont été hospitalisés pour un problème d'abus de substance [83].

Dans une étude réalisée sur 969 médecins présentant un abus de substance, les auteurs rapportent des différences selon le sexe. En effet, les médecins femmes ayant un abus de substance, seraient significativement plus jeunes, avaient plus d'abus d'hypnotiques, plus d'antécédents psychiatriques, de tentative de suicide (TS) et plus d'idées suicidaires [120].

f- Facteurs liés à la personnalité

Des facteurs liés à la personnalité seraient associés au burnout, tels que le névrotisme [19]. Dans notre étude, le burnout, ainsi que ses trois composantes, était associé au tempérament anxieux. Les médecins anxieux avaient 9 fois le risque d'avoir un épuisement professionnel. Selon certains auteurs, les sujets souffrant d'épuisement professionnel seraient davantage des personnes de type névrotique ou de type anxieux ou des personnes « perfectionnistes », exigeantes envers elles-mêmes [5, 70, 73]. D'autres rapportent que des taux élevés de burnout chez les étudiants en médecines seraient dus à l'existence du trait « impulsivité » [19]. Dans une étude concernant 100 personnels d'un SAMU utilisant le STAI [51], les auteurs ont remarqués des scores significativement plus élevés pour les femmes et pour les personnes vivant seules par rapport à celles vivant en couple. Les auteurs concluent qu'il existerait une vulnérabilité psychique liée au sexe dont il faut tenir compte. A l'inverse, d'autres traits de personnalité sont protecteurs vis-à-vis du burnout, pour les hommes comme pour les femmes. La stabilité et l'audace diminuent l'épuisement émotionnel et la dépersonnalisation [11] ; le perfectionnisme augmente l'accomplissement personnel [11]. D'autres traits protecteurs ont été rapportés tels que la robustesse (« hardiness") le « coping » positif (manière de faire face au stress).

g- Autres facteurs

D'autres facteurs personnels ont été étudiés tels que l'écart entre les objectifs professionnels attendus et ceux effectivement réalisés. Cet écart peut être une source d'angoisse et favoriser l'émergence du burnout [13]. Ainsi, l'EE est lié au degré de désillusion. Les médecins qui ne présentent aucune désillusion par rapport aux idées initiales du métier de médecin ont le score d'EE le plus bas. Les médecins présentant une désillusion avec compensation (financière, relationnelle) ont un score intermédiaire et ceux présentant une désillusion sans compensation ont le score le plus élevé.

2- Facteurs professionnels

a- Lieu d'exercice

Certaines études, l'installation en milieu rural semble être une source particulière de stress [15] et favoriserait l'émergence du burnout [82, 104]. Travailler dans un lieu rural était associé à un haut niveau de burnout chez 1755 médecins suisses [40]. Le contraire est montré dans la province de Caceres en Espagne, où on a mis en évidence que le l'EE serait plus important dans la zone urbaine [76]. Plusieurs études françaises trouvent des résultats non significatifs [13, 50, 105, 106]. Dans notre étude, nous n'avons pas étudié le burnout selon les régions du Cap Bon, car une grande part des médecins travaillait dans des régions urbaines et rurales à la fois. Nous avons étudié le lieu de travail selon l'exercice dans un hôpital ou dans un CSB. Ce facteur n'était pas corrélé au burnout. Cependant, les médecins exerçants dans les CSB s'accomplissaient mieux sur le plan professionnel.

b- L'ancienneté

Les deux composantes du burnout l'EE et la DP seraient associées au nombre d'années d'exercice [21]. Certains auteurs rapportent que l'EE diminue avec l'ancienneté ; dans une étude réalisée à Tahiti, les médecins ayant plus de trente ans d'exercice étaient significativement moins épuisés que les autres [13]. Il y aurait un pic d'incidence du burnout en début de carrière, particulièrement lors des cinq premières années [82, 97, 105]. Ce résultat a été confirmé par notre étude : les médecins qui avaient un EP avaient significativement moins d'années d'exercice.

Dans l'étude de Vaquin-Villeminey et al, ce sont les médecins en début (moins de 10 ans) et en fin de carrière (plus de 20 ans) qui sont significativement les moins épuisés émotionnellement [114].

c- Charge de travail

La relation entre la charge de travail et le burnout n'est pas clairement établie. Selon certaines études, la charge de travail s'avère en relation avec l'épuisement émotionnel et la dépersonnalisation, composantes clés de l'épuisement professionnel [9]. Cette charge a été significativement associée à un haut niveau de burnout chez 1755 médecins suisses [40].

Selon Dunwoodie *et al.* le burnout ne serait pas lié au nombre d'heures de travail [21]. D'autres auteurs qui ont constaté une association entre le nombre d'heures de travail et le taux du burnout (dans ces 2 composantes: EE et DP) chez les médecins anesthésistes [52] et chez les médecins généralistes [13]. Des études montrent que les médecins qui travaillent plus de cinquante heures par semaine sont d'une part plus épuisés émotionnellement, mais d'autre part plus accomplis sur le plan personnel [104, 106].

L'analyse du burnout chez 244 médecins en Espagne a révélé une relation entre le taux du burnout et le nombre de patients/ jour. En effet, examiner 35 à 47 malades par jour serait significativement associé au burnout [72]. 70 % des médecins généralistes libéraux de Tahiti voyaient entre 20 et 35 patients par jour [13]. Les médecins voyant moins de 35 malades par jour étaient significativement plus épuisés émotionnellement que ceux qui en voient plus. L'auteur suggère que les médecins « épuisés » diminueraient d'eux même le nombre de consultations quotidiennes. Dans notre étude, le burnout n'était pas associé au nombre de patient par jour de consultation, ni au nombre d'heures de travail par jour. Cependant la dépersonnalisation était corrélée au nombre de malades par garde et à l'exercice exclusif aux urgences. Le nombre de malades élevé oblige les médecins à réduire le temps à passer avec leurs malades et réduit la qualité de la relation médecin-malade.

d- Investissement professionnel ou social

57,6 % des médecins libéraux français ont déclaré s'investir dans d'autres activités que le soin [36]. La pratique d'autres activités telles que l'enseignement et la recherche ne protége pas les médecins contre le burnout [13] mais il semble que les médecins qui participent à une activité de recherche en plus de leur activité clinique, s'accomplissent significativement mieux sur le plan personnel [114].

Le suivi d'une formation médicale continue constitue une forme d'engagement professionnel. Or, l'engagement professionnel diminue l'apparition du burnout [20, 106]. Ce résultat a été confirmé dans notre étude, la FMC protégeait significativement contre le burnout. Elle constituerait un élément important dans la prévention du burnout. Au contraire certains auteurs pensent que la FMC ne protège pas contre le burnout [114]. Elle serait même considérée comme une cause du burnout [114]. Selon González, une FMC axée sur la clinique alourdit la charge de travail et favorise le burnout alors qu'une FMC axée sur la communication, la relation médecin-malade ou la relaxation protège contre le burnout [20].

E- Causes du burnout

L'importance attribuée par les médecins à un facteur de stress ne reflète pas nécessairement son impact réel sur le burnout.

1- Causes d'ordre administratif et organisationnel

a- Surcharge administrative et excès de paperasserie

Dans notre étude, ces deux facteurs n'étaient pas les premiers rapportés par les médecins. Ils concernaient un médecin sur deux et n'étaient pas associés au burnout. Ces deux causes ont été citées comme étant le 2ème facteur stressant chez 306 médecins généralistes français [9]. 95 % des médecins libéraux franciliens ont cité l'excès de paperasserie comme cause de l'EP [36].

b- Difficultés avec l'administration

Les pressions administratives et la charge de travail, souvent citées, ont un impact sur le burnout, mais souvent leur poids est moindre comparativement aux variables liées aux relations difficiles ou conflictuelles avec les patients ou les collègues [89]. Dans notre étude, 45 % des médecins avaient des difficultés avec l'administration. Ceci pourrait s'expliquer par l'exclusion des médecins dans la prise de décisions concernant l'organisation des soins. D'ailleurs parmi les solutions proposées a été citée la désignation des médecins pour la direction des hôpitaux.

c- Difficultés à trouver des remplaçants

La difficulté à trouver des remplaçants serait un facteur de stress supplémentaire pour les médecins. 7 % des médecins généralistes français le considèrent comme une cause de burnout [114]. Ce taux augmente à plus de 40 % dans notre échantillon.

d- Mode d'organisation des RDV

Selon Galam, le mode d'organisation des RDV influence le risque d'EP chez les médecins. En effet, le risque de burnout était plus important chez les médecins libéraux franciliens consultant sans RDV [36]. Ce mode de consultation protègerait contre le risque de burnout. Dans notre étude, les médecins étaient peu gênés par ce facteur.

e- Interruption des consultations

La mauvaise qualité du travail, en particulier l'interruption des tâches, est une source de stress reconnue et favorisant le burnout [39, 56, 95, 106]. 62,3 % des médecins franciliens sont gênés par l'interruption des consultations, surtout le téléphone [36]. Dans notre étude, seuls 33 % des médecins étaient gênés par ce facteur. Une étude réalisée sur 1928 personnes a distingué quatre facteurs de stress professionnel prédictifs de hauts niveaux d'insatisfaction professionnelle et de manque de bien-être mental : la charge de travail et les attentes des patients, l'interférence avec la vie familiale, les interruptions de tâche et les aspects administratifs [17].

f- Manque de moyens pour prendre en charge certains malades

Parmi les médecins libéraux franciliens, 72 % pensent que ce facteur serait une cause possible du burnout [36]. Les problèmes les plus difficiles à prendre en charge pour eux étaient : les problèmes psychiatriques, les soins palliatifs et la gestion des problèmes sociaux des patients. Dans notre étude, le manque de moyens était une source majeure de stress. Ce facteur aggrave le sentiment d'impuissance du médecin face à la maladie et à la mort, et conduit au burnout.

3- Causes d'ordre professionnel

a- Sentiment d'insécurité

Dans notre étude, 48 % des médecins ont évoqué le sentiment d'insécurité comme facteur de stress. 54,6 % des médecins libéraux franciliens se sentent stressés par l'insécurité [36]. Ce sentiment serait plus fréquent chez les médecins femmes [36].

b- Exigences / Agressivité des patients

La pression émotionnelle et les exigences des patients sont associés aux troubles mentaux chez les internes en médecine [111]. Les exigences des patients étaient la cause de l'épuisement professionnel la plus fréquemment citée par les médecins généralistes libéraux français [51]. Ce facteur a été cité par 68 % des médecins de notre étude.

c- Difficultés relationnelles avec les collègues

La qualité de la cohésion du groupe joue un rôle en tant que facteur modérateur des réactions de stress. Selon Rebeck, ce facteur explique l'intensité des réactions au stress dans les situations où le groupe n'a plus de réponse organisée à proposer [79]. L'absence de soutien de la part des collègues favorise le burnout [33, 76]. Une équipe de travail bien organisé et soudée semble protéger de l'EE et de la dépersonnalisation et favorise l'AP, alors qu'une relation conflictuelle entre collègues est corrélée avec le burnout [59]. Dans notre étude, ce facteur concernait un médecin sur quatre.

d- Manque de reconnaissance de la profession

Pour certains auteurs, ce serait le manque de reconnaissance qui joue un rôle important dans l'épuisement professionnel [6]. Il existe des situations où le soignant s'est donné à son travail en faisant le maximum et où il s'attend à une appréciation positive, mais c'est l'inverse qui se produit. Selon Fanello [26], le manque de reconnaissance professionnelle était la cause évoquée en premier chez les soignants ayant une souffrance psychique liée au travail. Ce facteur a été cité par 45 % des médecins franciliens qui se sentent menacés par le burnout [36]. Dans notre étude, un médecin sur trois sentait ce manque de reconnaissance. Ce facteur était d'avantage cité par les médecins « épuisés ».

e- Revenu insuffisant

Dans une étude du burnout chez les médecins suisses, les auteurs ont rapporté qu'un taux élevé de burnout est associé à des difficultés économiques en relation avec le revenu insuffisant relatif à la pratique médicale [40]. 13 % des médecins libéraux franciliens considèrent que le revenu insuffisant serait une cause du burnout [36]. Ce facteur intéressait plus nos médecins (50 % des médecins) et surtout ceux en EP. Ceci pourrait s'expliquer par le déséquilibre entre l'effort fourni et la récompense obtenue.

4- Causes d'ordre médical

a- Gardes

Les gardes constituent une source de stress [15, 33, 40, 95, 104]. La privation de sommeil altère les performances intellectuelles des médecins ce qui n'est pas sans conséquences vis-à-vis des patients [118].

Jehel *et al.* ont conclu que le score global du burnout augmente significativement avec le nombre de gardes par semaine, chez les médecins exerçant dans un SAMU. De même, une étude de l'EP chez les médecins anesthésistes a confirmé l'association avec les gardes [52]. Mais ne jamais faire de garde favoriserait aussi l'épuisement émotionnel et la dépersonnalisation [114]. Dans notre étude, la garde était le facteur stressant le plus important (80 %). Dans les solutions proposées par les médecins, plusieurs concernaient la garde. En effet, les conditions particulières de la garde (privation de sommeil, prise de décisions vitales sur la base d'informations ambiguës…) sont particulièrement stressantes. En plus, l'exigence et l'agressivité des patients et de leurs familles (surtout dans contexte d'urgence), le sentiment d'insécurité et le recours de plus en plus fréquent aux procédures judiciaires sont de plus en plus fréquentes. Tous ces facteurs font que la garde soit la source majeure de stress pour nos médecins. Un autre élément aussi qui explique ce fait est l'absence du repos de sécurité. Ce dernier a beaucoup d'avantage, et est obligatoire pour les médecins dans plusieurs pays occidentaux [71].

b- Manque de formation pour les problèmes psychosociaux

7 % des médecins généralistes de la Loire pensent que ce facteur serait une cause possible du burnout [9], contre 72 % des médecins libéraux franciliens [36]. 9 % de ces médecins le considèrent comme le problème le plus difficile à gérer. Plusieurs des médecins de notre étude (40 %) évoquaient ce problème.

c- Difficultés à s'adapter aux nouvelles recommandations

77 % des médecins libéraux franciliens considèrent que la difficulté à s'adapter aux nouvelles recommandations, constitue une cause du burnout

[36]. Peu de nos médecins enquêtés avaient des difficultés à   s'adapter aux nouvelles recommandations.

d- Risque médico-légal

L'incertitude lors de l'exercice médical serait associée à un niveau élevé du burnout [40]. 14 % des médecins généralistes libéraux exerçant à Tahiti craignaient souvent les procédures médico-légales [13]. Mais cette crainte n'était pas significativement liée au taux de burnout. 83 % des médecins franciliens pensent que l'augmentation du risque contentieux juridique constitue une cause de l'EP des médecins libéraux [36]. Dans notre étude, le risque médico-légal préoccupait un grand nombre de médecins (62 %) et particulièrement les médecins ayant un burnout.

5- Autres

D'autres causes de l'EP ont été rapportées dans la littérature telles que : le sentiment d'échec, de colère, de frustration [2].

> ➢ Manque de temps libre [36].
> ➢ Isolement professionnel [36].
> ➢ Surcharge émotionnelle [9].
> ➢ Implication dans la souffrance des malades [2].
> ➢ Prise en charge des fins de vie [2, 36].
> ➢ L'ambiguïté des rôles [73, 99]

60

F- Conséquences

1- Sur le plan individuel

a- Désir de reconversion

Un niveau élevé d'épuisement professionnel est associé à des regrets sur le choix de la carrière médicale [55]. Il n'est donc pas surprenant que le désir de reconversion professionnelle soit plus fréquent chez les médecins ayant un niveau élevé d'épuisement émotionnel ou de dépersonnalisation [9]. Dans une étude concernant les médecins généralistes libéraux du département de la Loire (France), 1 médecin sur 2 envisageait la reconversion au moment de l'étude [9]. Ce taux est de 12,3 % seulement chez ceux exerçant à l'Ile-de-France [36]. Jehel et al. ont rapporté qu'un projet de quitter le service avant 5 ans était significativement lié à des scores élevés d'anxiété et de dépression chez le personnel d'un SAMU [51]. Le désir de reconversion concernait 40 % de nos médecins. Il témoigne de l'écart entre les objectifs professionnels attendus et ceux effectivement réalisés et reflète le degré de désillusion des médecins.

b- Problèmes relationnels

Il y a une association entre les conflits interpersonnels et le stress chez les médecins au Norvège [25]. Nos médecins atteints par le burnout, avaient 4,4 fois plus de difficultés relationnelles avec leurs collègues. Cela altère d'avantage la cohésion et l'esprit de groupe et favorise encore le burnout.

c- Retentissement sur la vie privée

Le burnout serait associé à l'augmentation des problèmes familiaux [in 40]. Il apparaît que le conflit entre la vie de famille et la carrière est une source de stress [39], pouvant favoriser le burnout [33, 40, 56]. Dans une étude du burnout chez les médecins généralistes à Tahiti, 35 % des participants n'étaient pas satisfaits du temps accordé à leur vie familiale [13]. Il s'agissait surtout de médecins femmes. Le taux d'EE était significativement plus élevé chez ces médecins. Dans notre étude, les médecins concernés par le burnout sentaient significativement plus que leur vie privée était parasitée par leur vie professionnelle.

d- Dépression

Certains auteurs rapportent une plus grande prévalence des troubles mentaux chez les médecins et les professionnels de la santé par rapport à la population générale [101, 117]. Il y a une incidence élevée de symptômes dépressifs particulièrement chez les jeunes médecins. Dans notre étude, 33 % des médecins enquêtés avaient une dépression modérée à sévère. Des études américaines et anglaises ont rapporté des taux allant jusqu'à 30% [110]. Les symptômes dépressifs seraient aussi plus fréquents chez les médecins femmes [51, 107], avec une mauvaise satisfaction au travail [16]. Certaines études réalisées auprès des étudiants en médecine aux Etats-Unis ont rapporté des taux de dépression allant de 14 à 24 % (selon l'échelle de Beck) [38, 100].

Notre étude a montré que la dépression était significativement corrélée à l'EE et à la DP. Ce résultat a été retrouvé dans plusieurs études [22, 24, 50].

Les résultats des principales études sur la dépression chez les médecins sont présentés dans le tableau 21.

Tableau 21 : **Résultats des principales études sur la dépression chez les médecins.**

Étude/ Année	Type d'étude	Échantillon	N	Taux de participation (%)	Principaux résultats
Valgum et Falkom, 1999[115]	transversale	Tous les médecins	6652	72	Dépression plus fréquente chez les femmes
Jehel *et a l.* 1999 [51]	transversale	Médecins d'un SAMU	77	63	18 % avaient une dépression
Falkom, 2000 [24]	transversale	Tous les médecins	1476	73	EE associé à la dépression
Guartite et al. 2004 [43]	transversale	Médecins et infirmiers (réanimation et urgence)	170	69	45 % avaient une dépression secondaire à l'épuisement professionnel.
Notre étude	transversale	Médecins généralistes du Cap Bon	113	85,6	33 % avaient une dépression modérée à sévère.

e- Suicide

Dans notre étude, des tendances suicidaires ont été rapportées par 7 médecins. Leur présence était significativement associée au burnout. Une récente méta analyse a révélé un taux élevé de suicide chez les médecins par rapport à la population générale, avec une augmentation de ce taux chez les médecins femmes [80, 91]. Ce résultat a été confirmé par une étude concernant les médecins au Norvège. Cette étude a montré une augmentation du taux de suicide chez les médecins par rapport aux autres professionnels de la santé tels que les dentistes et les infirmiers [47]. Les médecins ainsi que les étudiants en médecine norvégiens ont une prévalence élevée des idées suicidaires sérieuses et de plans suicidaires (prévalence sur la vie de 8 à 10 %), un taux bas de (TS), mais réussissent leur suicide plus fréquemment que les autres [46, 112]. Reimer et coll. expliquent cela par le fait que les médecins utilisent leur savoir pour réussir leurs suicides [77].

Le risque de suicide serait plus fréquent chez les femmes [77], vivant seules. Ce risque augmente avec l'association de dépression, d'abus de substance et les conduites suicidaires antérieurs, et certains traits de la personnalité (névrotisme) [14, 109]

L'apport des principales études sur le suicide des médecins est présenté dans le tableau 22.

Tableau 22 : Apport des principales études sur le suicide des médecins

Étude/ Année	Type d'étude	Échantillon	N	Taux de participati on (%)	Principaux résultats
Herm *et al.* 2000 [46].	transversale	Tous les médecins	1063	72	Idées suicidaires/ plan suicidaire : 20 % TS : 1,6 % :
Tyssen *et al.* 2001 [111].	Prospective (1 an)	Junior house officers	371	58	Idées suicidaires : 40 % Plan suicidaire : 8 % TS : 1,4 %
Coomber *et al.* 2002 [16]	transversale	Médecins réanimateurs	627	85	Idées suicidaires lors du dernier mois : 3,2 %
Tyssen *et al.* 2004 [109].	Longitudinale (4 ans)	Jeunes médecins	327	52	Plans suicidaires : 6 %
Cathébras et al. 2004 [9]	transversale	Médecins généralistes libéraux	306	64	13 % avaient envisagé le suicide
RØ *et al.* 2007 [81].	transversale	Tous les médecins (Villa Sana)	226	94	Idées suicidaires sérieuses : 21 %
Notre étude	**transversale**	**Médecins généralistes du Cap Bon**	**113**	**85,6**	**6,2 % avaient des tendances suicidaires.**

2- Concernant la pratique médicale

Le burnout réduit la qualité des soins et augmente le risque d'erreurs médicales [48, 72, 107]. Il serait aussi associé à la baisse de la performance et à l'augmentation du taux d'absentéisme et de changement de la profession [48]. Les médecins qui ont un degré élevé de dépersonnalisation prennent moins bien en charge leurs patients que les médecins qui ne sont pas en burnout : absence de dialogue avec les patients, erreurs de prescriptions ou de diagnostic, mauvaise prise en charge psychologique de la famille d'un patient décédé... [94, 107]. Les médecins en burnout sont moins satisfaits, tendent à réduire le temps à passer avec leurs malades, demandent plus d'explorations et sont plus intéressés par la retraite anticipée [2].

➤ **Prendre des décisions de moindre effort**

Truchot [103] a montré qu'un degré élevé d'épuisement émotionnel conduisait les médecins généralistes à prendre des décisions moins coûteuses pour eux, en termes de temps, d'énergie ou d'investissement vis-à-vis du malade. Dans notre étude, 18,6 % des médecins répondants prenaient des décisions de moindre effort. Cette conséquence a été significativement corrélée au taux de burnout ($p=0,05$).

➤ **Mauvaise relation médecin malade**

Dans une étude du burnout chez les médecins libéraux de franciliens : 85 % des médecins qui se sentent menacés par le burnout citaient la dégradation de la relation médecin-malade comme la conséquence de leur épuisement [36]. Dans notre étude, 13,3 % des médecins avaient des difficultés relationnelles avec leurs malades. Les médecins en burnout étaient significativement plus concernés ($p<10^{-3}$).

➢ **Comportement du médecin (cynisme, agressivité…)**

Graham et *al.* remarquent que le cynisme, s'il peut éventuellement protéger contre le stress émotionnel, a toutes les chances d'altérer négativement les relations avec les patients et les collègues. Dans notre étude, le burnout était significativement associé au changement du comportement des médecins $(p<10^{-3})$.

G- Prise en charge :

L'épuisement professionnel n'est pas reconnu comme maladie professionnelle par les employeurs, les instances de santé ou les tribunaux [70]. Il n'est pas prévu comme catégorie diagnostique dans le DSM. Mais, il entraîne des conséquences négatives sur la santé physique des travailleurs, sur les dépenses de santé et l'organisation du travail en raison de l'absentéisme [70]. Il est d'abord nécessaire de reconnaître l'existence de ce syndrome, qui une fois identifié, nécessitera la mise en œuvre d'actions dont le but est d'enrayer sans tarder son aggravation. Les mesures de prise en charge thérapeutique sont variées et se chevauchent avec les mesures préventives. Elles peuvent être classées en 3 grands axes :

1- Mesures d'ordre institutionnel ou organisationnel :

L'approche organisationnelle est fondamentale. Les pertes de temps et d'énergie physique et psychique occasionnées par les multiples dysfonctionnements institutionnels retentissent inéluctablement sur les soignants et le malade. La réduction des facteurs de stress liés aux dysfonctionnements institutionnels permettra aux soignants de donner le meilleur d'eux-mêmes. Certaines mesures peuvent être proposées :

- Agir sur l'organisation du travail par une meilleure organisation des soins, l'instauration de mesures de sécurité dans les hôpitaux, la réduction de la charge de travail par l'augmentation du nombre de médecins et de paramédicaux, etc.

- Agir sur la reconnaissance globale du travail et redonner un sens au travail. Les médecins devraient s'impliquer dans le fonctionnement et l'organisation des soins : élaboration des besoins, choix du matériel, aménagement des locaux, choix économiques de l'hôpital, etc. [26].

- Améliorer les conditions de gardes : une révision du système de garde semble nécessaire. Il s'agit d'une meilleure organisation des gardes, une augmentation de l'indemnisation des services de garde et surtout la mise en place du repos de sécurité.

- L'amélioration de la communication : il convient de souligner l'importance de la revalorisation de l'expression et des échanges lors de réunions, symposiums, congrès, pour mieux partager ses difficultés et surtout sortir de son isolement. Ce partage interpersonnel, informel, animé par un intervenant extérieur, doit avoir plusieurs objectifs. Outre la communication centrée sur la circulation de l'information, la concertation et la réflexion, ce partage offre la possibilité d'évoquer, pour ceux qui le souhaitent, les difficultés professionnelles et d'éviter que des situations difficiles d'un point de vue relationnel ne se transforment en problème personnel.

Pour les mesures curatives, il s'agit essentiellement de l'instauration d'une prise en charge médicale et psychologique spécifique pour les médecins, en garantissant la confidentialité absolue. Durant les 40 dernières années, les américains se sont intéressés aux problèmes des médecins « malades ». Les premiers programmes de prise en charge des médecins sont apparus aux états unis [90]. En Espagne, il existe un hôpital spécial pour les médecins et les infirmiers [75]. Mais en général, les médecins consultent moins fréquemment les structures sanitaires. Ceci pourrait s'expliquer par l'absence de structures sanitaires spéciales aux médecins [107].

2- Mesures individuelles :

Elles ont pour objectif de modifier la vie personnelle. Il peut s'agir d'un réaménagement du mode d'existence comme la pratique d'un sport, la relaxation, les loisirs et le divertissement, ou la découverte d'une passion extérieure qui permet de déconnecter et de s'épanouir en dehors du travail. Si l'individu souhaite un changement plus radical et désire s'interroger sur ses choix, une psychothérapie ou une psychanalyse sont alors indiquées. Ce type de thérapie permettra de découvrir les causes profondes du malaise vécu.

En France, plusieurs programmes de formation pour la gestion du stress sont proposés [114]. Ils ont pour objectif d'habiliter l'individu à identifier les différents états de stress et à développer des techniques pratiques de gestion du stress. Ces formations sont en général animées par un psychiatre ou un psychologue clinicien. Dans notre étude, le tempérament anxieux était déterminant du burnout. La participation à des formations pour la gestion du stress est une alternative intéressante.

Notre enquête a montré aussi que la participation à la formation médicale continue protège contre le burnout. Il faudrait donc inciter les médecins à suivre des formations visant à renforcer l'auto-efficacité et à mieux « gérer le stress ».

F- Prévention

1- Prévention primaire :

Elle est destinée à diminuer les facteurs de stress de l'environnement de travail et à favoriser la communication dans l'institution hospitalière [1, 99]. Certaines mesures préventives sont à prendre en compte telles que l'augmentation de la participation des médecins dans la prise des décisions concernant leur travail [51].

2- Prévention secondaire :

Elle peut revêtir de nombreux aspects :

> ➢ L'hygiène de vie : exercice physique, repos suffisant …

> ➢ La formation : formations pour « gérer le stress », formations techniques visant à renforcer l'auto-efficacité.

> ➢ La participation à des groupes de paroles, en particulier les « groupes Balint ». Ces groupes, créés en 1968 par Michel Balint, ont pour but d'aider les professionnels de santé à « mettre en mots », à élaborer les questions qu'ils se posent sur leur pratique professionnelle, sur ce qui se passe entre eux et les patients [114]. Les participants sont groupés en dix à quinze, animés par un psychologue ou un psychiatre. Les principes des séances sont :

> ▪ De commenter et échanger des récits de cas sous forme de psychodrame, de jeu de rôle ou d'enregistrement vidéo, et de centrer le travail sur la relation entre le soignant et son patient [4, 28, 87].

> ▪ De déceler les phénomènes inconscients (non-dits, actes manqués, lapsus) et évaluer leurs impacts et leur répercussion sur la relation.

3- Prévention tertiaire :

Elle vise à éviter l'aggravation de l'état des personnes atteintes par le burnout.

Conclusion

L'épuisement professionnel est une réaction à un stress professionnel chronique. Il découle de l'échec des stratégies d'adaptation utilisées face aux situations stressantes au travail. Il est défini par trois composantes :

- l'épuisement émotionnel (EE) qui se traduit par un sentiment d'épuisement et de vide émotionnel intérieur,
- la dépersonnalisation de la relation à l'autre (DP) qui se manifeste par le développement d'attitudes et de sentiments négatifs envers les patients,
- le manque d'accomplissement personnel (AP) qui se traduit par des sentiments d'incompétence et de dépréciation professionnelles.

Les signes cliniques sont non spécifiques. Ils peuvent être d'ordre psychosomatique (fatigue, céphalée, troubles du sommeil, etc.), psychique (irritabilité, sensibilité accrue aux frustrations, etc.), comportemental (agressivité, retard, absentéisme, etc.). L'épuisement professionnel se distingue de la dépression par le fait qu'il atteint seulement la vie professionnelle du sujet, tandis que la dépression envahit tous les domaines de la vie de la personne atteinte. Toute personne engagée dans une relation d'aide avec autrui est susceptible d'être atteinte par le burnout. Les médecins sont particulièrement concernés pour plusieurs raisons tels que le risque d'erreur aux conséquences graves et les contacts émotionnellement chargés avec les patients et leurs familles. Un médecin en burnout risque de dégrader la qualité de la prise en charge de ses patients et de moins contrôler ses prescriptions. Le burnout serait particulièrement fréquent chez les médecins généralistes.

Les objectifs de notre travail étaient de mesurer la prévalence du burnout auprès des médecins généralistes du Cap Bon exerçant dans le secteur public et de déterminer ensuite les facteurs de risque et les conséquences associés à ce syndrome.

Nous avons mené une enquête transversale auprès de tous les médecins généralistes du secteur publique de la région du Cap Bon, soit 135 médecins généralistes. Parmi eux, seuls 132 médecins ont pu être inclus dans notre étude. Nous avons utilisé quatre instruments : le premier était un auto-questionnaire anonyme comprenant des éléments biographiques et professionnels et explorant les causes et les conséquences d'un éventuel burnout ainsi que les solutions proposées ; le deuxième instrument était le Maslach Burnout Inventury ou MBI. Le MBI explore les trois dimensions du burnout : l'EE, la DP et l'AP. Un score élevé d'épuisement émotionnel ou de dépersonnalisation, ou un score bas d'accomplissement professionnel, suffit à définir le burnout. Le burnout est dit « faible » si l'une des trois dimensions est pathologique, « moyen » si deux dimensions sont pathologiques, et « élevé » si les trois dimensions sont pathologiques. Dans notre étude, nous avons utilisé des critères plus restrictifs ; nous avons considéré comme ayant un épuisement professionnel les personnes ayant 2 ou 3 dimensions pathologiques. Les deux autres instruments utilisés étaient l'Inventaire Abrégé de Dépression de Beck (BDI) et l'Inventaire d'Anxiété Trait-Etat de Spielberger (STAI). Les objectifs et les modalités de cette étude ont été présentés pour les médecins. Un pré-test a été réalisé auprès d'un petit groupe de médecins généralistes afin d'évaluer le degré de compréhension des questions et l'acceptabilité du questionnaire. L'enquête s'est déroulée au mois de juin 2008. Les questionnaires ont été donnés directement aux médecins avec une lettre d'accompagnement et une enveloppe-réponse.

119 médecins ont répondu aux questionnaires. Seuls 113 questionnaires étaient exploitables, soit un taux de 85,6 % de l'ensemble des médecins. Les résultats du MBI montraient que 30 % des médecins avaient un burnout. 7,1 % de l'ensemble de l'échantillon avaient une atteinte sévère. L'analyse univariée

72

Conclusion

a montré que le burnout était significativement associé à la dépression (p<10^{-3}). Les médecins en burnout avaient un score double au BDI par rapport à ceux non épuisés. Le burnout était significativement associé à la présence de tendances suicidaires (p=0,016) et au tempérament anxieux (p<10^{-3}). Les médecins les plus anxieux risquaient plus d'avoir un épuisement professionnel. Au contraire, le suivi d'une formation médicale continue (FMC) protégeait significativement contre le burnout (p=0,003). L'ancienneté était aussi associée au burnout (p=0,05), contrairement à la charge de travail. L'analyse multivariée a montré que les médecins ayant un tempérament anxieux avaient 9 fois plus de risque d'être en burnout et qu'une ancienneté de moins de dix ans augmentait ce risque de 3,5 fois. Les médecins qui ne suivaient pas une FMC avaient 3 fois plus de risque d'être atteints du burnout.

Concernant les différentes dimensions du burnout, l'EE élevé touchait 35 % des médecins. Il était significativement associé au tempérament anxieux (p<<10^{-3}) et à la dépression (p<<10^{-3}). Il n'y avait pas de différence selon le sexe. Dans notre étude, 21 % des médecins avaient une DP élevée. Les facteurs associés à la DP étaient le mode d'exercice exclusif aux urgences (p=0,01), le nombre moyens de patients par garde (0,043), le tempérament anxieux (p<10^{-3}) et la dépression (p<10^{-3}). 40 % des médecins avaient un AP bas. L'AP bas était significativement plus fréquent chez les médecins ayant un tempérament anxieux (p=0,015) et ceux exerçant dans un hôpital régional ou de circonscription (p=0,05). Les médecins exerçant aux centres de santé de base (CSB) avaient un meilleur niveau d'accomplissement professionnel.

Concernant les conséquences, l'épuisement professionnel était significativement associé au désir de reconversion (p<10^{-3}) et aux difficultés relationnelles avec les malades (p<10^{-3}) et avec les collègues (p<10^{-3}). Les médecins concernés par le burnout prenaient significativement plus des décisions de moindre effort (p=0,05) et étaient plus indifférents et agressifs (p=10^{-3}). Ils avaient plus de difficultés à réconcilier vie privée et vie

73

professionnelle (p=0,07). Il n'y avait pas de différence concernant les conduites addictives. L'analyse multivariée a montré que les médecins en burnout avaient 5 fois plus de problèmes relationnels avec leurs malades et 4 fois plus de problèmes relationnels avec leurs collègues.

Les causes du burnout citées concernaient essentiellement les gardes (80 %). Les solutions proposées étaient surtout d'ordre préventif, telles qu'une augmentation du nombre de médecins et de paramédicaux et une meilleure préparation des étudiants en médecine à l'exercice de la médecine générale.

Dans notre étude le taux de participation de 85,6 % peut être considéré comme satisfaisant comparé aux travaux de la littérature. Ce taux témoigne de l'intérêt des médecins généralistes du Cap Bon pour la question de l'épuisement professionnel. Un médecin sur trois avait un burnout. Ce taux est comparable aux données de la littérature. Cependant, plusieurs études (notamment françaises) ont rapporté des taux plus élevés. Ceci pourrait s'expliquer par la variation dans la définition du burnout (utilisation d'une seule dimension pathologique pour définir le burnout) ou par une population d'étude différente (les médecins généralistes libéraux, par exemple). Les médecins seraient plus atteints que certains autres professionnels engagés dans une relation d'aide. Un burnout sévère touchait 7,1 % des médecins répondants. Ce taux est comparable aux données de la littérature (taux entre 3,5 % et 12 %). Dans notre étude, le burnout était associé à la dépression. Cette association a été largement rapportée dans la littérature. Certains considèrent la dépression comme une conséquence du burnout. Le suivi d'une formation médicale continue (FMC) protégeait significativement contre le burnout et serait un élément important de la prévention. Dans la littérature, les médecins ayant une ancienneté importante sont moins « épuisés ». Cela a été confirmé par notre étude : avoir plus de 11 ans d'ancienneté protège du burnout. Dans notre étude, le tempérament anxieux était un facteur déterminant du burnout. D'autres traits de personnalité semblent être associés au burnout tels que le névrotisme. Le rôle du sexe dans l'apparition du burnout est controversé. Les résultats sont majoritairement non significatifs. Mais certaines études montrent que les femmes sont plus touchées que les hommes. Dans notre étude, il n'y avait pas de différence selon le sexe quant à la survenue du burnout. L'EE concernait 35 % des médecins. Ce taux est comparable à la majorité des taux rapportés dans la littérature. L'EE était associé à la dépression et aux traits anxieux. Pour les médecins anxieux, travailler avec certains malades devient de plus en plus éprouvant et ils risquent de s'épuiser sur le plan émotionnel. Dans notre étude, la DP touchait un médecin sur cinq. Ces proportions étaient inférieures à celles rapportées dans des travaux occidentaux. Les facteurs associés à la DP étaient l'exercice exclusif aux urgences, le nombre moyens de patients par garde, le tempérament anxieux et la dépression. Ces résultats étaient similaires à ceux rapportés dans la littérature. Le nombre de malades élevé oblige les médecins à réduire le temps à passer avec leurs malades et réduit la qualité de la relation médecin-malade.

Notre enquête a montré que les conséquences du burnout étaient surtout d'ordre professionnel telles que l'altération de la qualité de la prise en charge des malades. Les médecins atteints de burnout prenaient significativement plus des décisions de moindre effort et avaient 5 fois plus de problèmes relationnels avec leurs malades. Cela aurait comme conséquence, l'absence de dialogue avec les patients et une mauvaise prise en charge psychologique de ces derniers. Sur le plan personnel, les conséquences concernaient essentiellement le désir de reconversion. Ce désir, témoignait de l'écart entre les objectifs professionnels attendus et ceux effectivement réalisés et reflètent le degré de désillusion des médecins. La facilitation des changements du mode d'exercice pourrait être un moyen pour aider les médecins en burnout. Les conduites addictives dans notre étude, contrairement à ce qui a été rapporté dans la littérature, n'a pas été associée au burnout.

Conclusion

Les gardes étaient le facteur de stress le plus fréquemment cité par les médecins répondants. Les conditions de la garde étaient particulièrement stressantes : privation de sommeil, prise de décisions vitales sur la base d'informations parfois ambiguës, etc. Un autre facteur de stress, était représenté par l'exigence et l'agressivité de certains patients et de leurs familles (surtout dans le contexte de l'urgence), le sentiment d'insécurité et le recours de plus en plus fréquent aux procédures judiciaires. Tous ces facteurs font que la garde soit la source majeure de stress pour nos médecins. Les facteurs organisationnels figurent en deuxième lieu. Il s'agit essentiellement du manque de moyens pour la prise en charge de certains malades.

Les solutions proposées étaient surtout d'ordre préventif telles que l'augmentation du nombre de médecins et de paramédicaux, une meilleure préparation des étudiants en médecine à l'exercice de la médecine générale, la reconnaissance du syndrome d'épuisement professionnel comme maladie professionnelle et la sensibilisation des professionnels et les responsables aux limites de la responsabilité médicale. Les mesures de prise en charge telles que l'instauration d'une prise en charge médicale et psychologique spécifique pour les médecins ou le développement de groupes de parole entre confrères sont citées par moins de 50 % des médecins.

En s'inspirant des résultats de notre enquête et des données de la littérature, nous pouvons dégager quelques modalités pour la prise en charge et la prévention du burnout chez les médecins généralistes :

- ➢ Mesures d'ordre institutionnel ou organisationnel : Agir sur certains éléments de l'organisation du travail : meilleure organisation du travail, instauration de mesures de sécurité dans les hôpitaux, réduire la charge de travail par l'augmentation du nombre de médecins et de paramédicaux, etc. Il faut agir aussi sur la reconnaissance globale du travail, redonner un sens au travail et permettre aux médecins de s'impliquer dans le fonctionnement et l'organisation des soins :

élaboration des besoins, choix du matériel, aménagement des locaux, choix économiques de l'hôpital, etc. Les conditions de gardes doivent être améliorées. Une révision du système de garde semble nécessaire. Il s'agit d'une meilleure organisation des gardes, une augmentation de l'indemnisation des services de garde et surtout la mise en place du repos de sécurité. La coopération entre les soignants doit être favorisée.

➢ Mesures individuelles : Mesures d'hygiène de vie telles que l'exercice physique, un repos suffisant, etc. Il faudrait donc inciter les médecins à suivre des formations visant à renforcer l'auto-efficacité et à mieux « gérer le stress ». La participation à des groupes de paroles, en particulier les « groupes Balint » constitue une mesure préventive intéressante. Ces groupes aident les médecins à « mettre en mots », à élaborer les questions qu'ils se posent sur leur pratique professionnelle, sur ce qui se passe entre eux et les patients. Enfin, une prise en charge psychologique spécialisée ne devrait pas être retardée en cas d'épuisement professionnel.

Notre étude a permis de faire un état des lieux du burnout des médecins généralistes du Cap Bon. Elle pourrait servir de base de réflexion afin de sensibiliser chacun à ce problème et à envisager des réponses concrètes et adaptées. Les mesures de prévention et de traitement sont inexistantes en Tunisie. L'élaboration d'un programme officiel d'aide et de soutien pour les médecins en détresse pourrait être une alternative intéressante. La diffusion de programmes d'information notamment auprès des médecins et des étudiants en médecine semble nécessaire.

Annexe 1 :

Lettre d'accompagnement

Dr Latifa Ghanmi
Résidente en psychiatrie
Ghanmi_latifa@yahoo.fr
Service de psychiatrie hôpital Mohamed Tahar Maâmouri de Nabeul

Cher confrère,

J'ai l'honneur de solliciter votre participation à l'enquête concernant « l'épuisement professionnel (Burn-out) chez les médecins généralistes du Cap-Bon».

- ➢ Le burnout se définit par trois composantes : l'épuisement émotionnel, la dépersonnalisation de la relation à l'autre et la diminution de l'accomplissement professionnel. Il touche 47 % des médecins libéraux français. Les différentes études ont conclu à plusieurs facteurs de stress entre autre la charge de travail et le type d'exercice.

Notre enquête a pour objectif de:
- ➢ Mesurer la prévalence du burn-out chez les médecins généralistes.
- ➢ Déterminer les facteurs de risque.
- ➢ Évaluer la souffrance psychique des participants.

Dans cette enquête on utilisera un auto-questionnaire anonyme associant :
- ➢ une fiche de renseignements socio-démographiques et professionnels
- ➢ l'échelle MBI (Maslach Burnout Inventory)
- ➢ le questionnaire de dépression de Beck (BDI)
- ➢ l'inventaire d'anxiété trait-état de Spielberger (STAI de Spielberger)

Cette enquête nous permettra d'identifier les facteurs de risque de l'épuisement professionnel et de proposer des solutions à ce problème.

Je compte sur votre précieuse collaboration.

Dr Latifa Ghanmi

Annexe 2 :

Questionnaire adressé aux médecins

**ÉPUISEMENT PROFESSIONNEL : FICHE DE
RENSEIGNEMENTS ANONYME**

Ce questionnaire est <u>ANONYME</u> et strictement <u>CONFIDENTIEL</u>

HOMME ☐   FEMME ☐

Age |__|__| (ou tranche d'âge : <30 ☐   30-40 ☐   40-50 ☐   50-60☐   >60 ☐
)

Statut marital   Marié ☐   célibataire ☐   Veuf ☐   Divorcé ☐

Profession du conjoint Médicale ☐ Paramédicale ☐ Sans profession ☐ Autre ☐
(Préciser ....)
Nombre d'enfants à charge |__|__|

Antécédents personnels somatiques   Non ☐   Oui ☐ (Préciser :
..................)
Antécédents personnels psychiatriques Non ☐   Oui ☐
(Préciser :....................)
Antécédents familiaux psychiatriques   Non ☐   Oui ☐
(Préciser :....................)

Lieu d'exercice   Hôpital de circonscription ou régional   ☐
                     CSB chef lieu   ☐
                     CSB périphérique   ☐

Nombre d'années d'exercice (ancienneté) |__|__|

Charge de travail :
  ➤ Nombre d'heures de travail/ semaine |__| __| __|
  ➤ Nombre moyen de patients par jour de consultation |__| __| __|
  ➤ Nombre de Gardes / mois |__|__ |
  ➤ Nombre moyen de patients par garde |__| __| __|

Exercice d'autres activités que le soin (syndicat, enseignement, association, autre)
  Non ☐   Oui ☐ (Préciser : ....…..)

Activité de recherche   Non ☐   Oui
☐

Formation médicale continue (stages et/ou EPU et/ou ateliers)   Non ☐   Oui
☐
Nombre de séances / an :   0-3 ☐   4-6 ☐   7-12 ☐   >12 ☐

Pratique de loisirs   Non ☐   Oui ☐ (Préciser : ....…..)

Parmi ces éléments, lesquels vous concernent ?

1. Vous prenez des psychotropes (traitements contre le stress, l'anxiété, la dépression...). Non ☐ Oui ☐
2. Vous désirez changer de métier (ou de mode d'exercice). Non ☐ Oui ☐
3. Vous prenez des décisions de moindre effort (exemple : vous limitez au minimum vos explorations complémentaires...). Non ☐ Oui ☐
4. Vous avez des difficultés de communication avec la plupart des malades. Non ☐ Oui ☐
5. Vous avez des difficultés relationnelles avec le cadre médical et/ou paramédical. Non ☐ Oui ☐
6. Votre comportement a changé (indifférence, agressivité...). Non ☐ Oui ☐
7. Vous sentez que votre vie privée est parasitée par votre vie professionnelle. Non ☐ Oui ☐
8. Vous fumez de façon régulière (≥une cigarette par jour depuis un an ou plus). Non ☐ Oui ☐
9. Vous consommez de l'alcool ? Non ☐ Oui ☐

Si oui, **veuillez préciser** :
   a) Avez-vous déjà ressenti le besoin de diminuer votre consommation de boissons alcoolisées ? Non ☐ Oui ☐
   b) Votre entourage vous-t-il déjà fait des remarques au sujet de votre consommation de boissons alcoolisées ? Non ☐ Oui ☐
   c) Avez-vous déjà eu l'impression que vous buvez trop ? Non ☐ Oui ☐
   d) Avez-vous déjà eu besoin d'alcool dès le matin pour vous sentir en forme ? Non ☐ Oui ☐

Parmi ces facteurs, lesquels vous paraissent stressants (pour vous personnellement)?

1. Surcharge administrative (supervision, rapports, organigrammes...) ☐
2. Excès de paperasserie ☐
3. Gardes : Oui ☐ Non ☐ non concerné (NC) ☐
4. Difficultés à trouver des remplaçants ☐
5. Revenu insuffisant ☐
6. Interruption des consultations: Téléphone ou autre ☐
7. Sentiment d'insécurité ☐
8. Risque médico-légal ☐
9. Difficultés relationnelles avec les collègues ☐
10. Mode d'organisation des RDV (sur RDV ou pas) Oui ☐ Non ☐ NC ☐
11. Exigences / Agressivité des patients ☐
12. Manque de moyens pour prendre en charge certains malades ☐
13. Difficultés avec l'administration ☐
14. Manque de reconnaissance de la profession ☐
15. Manque de formation pour les problèmes psychosociaux ☐
16. Difficultés à s'adapter aux nouvelles recommandations ☐
17. Autre /_/ (préciser :...)

Quelles solutions proposez-vous ?

1. Diminution de la charge de travail en déléguant certaines tâches aux paramédicaux ☐
2. Augmentation du nombre de médecins et de paramédicaux ☐
3. Meilleure organisation des soins ☐
4. Lignes téléphoniques de conseils médicaux et juridiques ☐
5. Mise en place de cellules policières aux urgences ☐
6. Développement de groupes de parole entre confrères ☐
7. Facilitation des remplacements ☐
8. Instauration d'une prise en charge médicale et psychologique spécifique pour les médecins ☐

VI

Annexes

9. Reconnaissance du syndrome d'épuisement professionnel comme maladie professionnelle   ❑
10. Meilleure préparation des étudiants en médecine à l'exercice de la médecine générale   ❑
11. Sensibilisation des professionnels et les responsables aux limites de la responsabilité médicale   ❑
12. Revalorisation financière   ❑
13. Autres /_/ (préciser: ....)

Annexe 3:

Maslach Burn out Inventory (MBI)

Item	Fréquence Jamais · Quelques fois/an au moins · Une fois/mois au moins · Quelques fois par mois · Une fois / semaine · Quelques fois/ semaine · Chaque jour
1. Je me sens émotionnellement vidé(e) par mon travail	0 1 2 3 4 5 6
2. Je me sens à bout à la fin de ma journée de travail	0 1 2 3 4 5 6
3. Je me sens fatigué(e) lorsque je me lève le matin et que j'ai à affronter une nouvelle journée de travail	0 1 2 3 4 5 6
4. Je peux comprendre facilement ce que mes malades ressentent	0 1 2 3 4 5 6
5. Je sens que je m'occupe de certains malades de façon impersonnelle comme s'ils étaient des objets	0 1 2 3 4 5 6
6. Travailler avec des gens tout au long de la journée me demande beaucoup d'efforts	0 1 2 3 4 5 6
7. Je m'occupe très efficacement des problèmes de mes malades	0 1 2 3 4 5 6
8. Je sens que je craque à cause de mon travail	0 1 2 3 4 5 6
9. J'ai l'impression à travers mon travail d'avoir une influence positive sur les gens	0 1 2 3 4 5 6
10. Je suis devenu(e) plus insensible aux gens depuis que j'ai ce travail	0 1 2 3 4 5 6
11. Je crains que ce travail ne m'endurcisse émotionnellement	0 1 2 3 4 5 6
12. Je me sens plein(e) d'énergie	0 1 2 3 4 5 6
13. Je me sens frustré(e) par mon travail	0 1 2 3 4 5 6
14. Je sens que je travaille « trop dur » dans mon travail	0 1 2 3 4 5 6
15. Je ne me soucie pas vraiment de ce qui arrive à certains de mes malades	0 1 2 3 4 5 6
16. Travailler en contact direct avec les gens me stresse trop	0 1 2 3 4 5 6
17. J'arrive facilement à créer une atmosphère détendue avec mes malades	0 1 2 3 4 5 6
18. Je me sens ragaillardi(e) lorsque dans mon travail, j'ai été proche de mes malades	0 1 2 3 4 5 6
19. J'ai accompli beaucoup de choses qui en valent la peine dans ce travail	0 1 2 3 4 5 6
20. Je me sens au bout du rouleau	0 1 2 3 4 5 6
21. Dans mon travail, je traite les problèmes émotionnels très calmement	0 1 2 3 4 5 6
22. J'ai l'impression que mes malades me rendent responsable de certains de leurs problèmes	0 1 2 3 4 5 6

Résultats du MBI :

	Faible	Modéré	Élevé
Épuisement émotionnel	Score ≤ 17	Score entre 18 et 29	Score ≥ 30
Déshumanisation	Score ≤ 5	Score entre 6 et 11	Score ≥ 12
Accomplissement personnel	Score ≤ 34	Score entre 35 et 39	Score ≥ 40

Annexe 4:

Inventaire abrégé de dépression de Beck (Traduction française : P. Pichot)

Instructions : Ce questionnaire comporte plusieurs séries de quatre propositions. Pour chaque série, lisez les quatre propositions, puis choisissez celle qui décrit le mieux votre état actuel.

Entourez le numéro qui correspond à la proposition choisie. Si, dans une série, plusieurs propositions paraissent convenir, entourez les numéros correspondants.

A	H
0. Je ne me sens pas triste 1. Je me sens cafardeux ou triste 2. Je me sens tout le temps cafardeux ou triste et je n'arrive pas à en sortir 3. Je suis si triste et si malheureux que je ne peux pas le supporter	0. Je n'ai pas perdu l'intérêt pour les autres gens 1. Maintenant, je m'intéresse moins aux autres gens qu'autrefois 2. J'ai perdu tout l'intérêt que je portais aux autres gens et j'ai peu de sentiments pour eux 3. J'ai perdu tout intérêt pour les autres et ils m'indiffèrent totalement
B	**I**
0. Je ne suis pas particulièrement découragé ni pessimiste au sujet de l'avenir 1. J'ai un sentiment de découragement au sujet de l'avenir 2. Pour mon avenir, je n'ai aucun motif d'espérer 3. Je sens qu'il n'y a aucun espoir pour mon avenir et que la situation ne peut s'améliorer	0. Je suis capable de me décider aussi facilement que de coutume 1. J'essaie de ne pas avoir à prendre de décision 2. J'ai de grandes difficultés à prendre des décisions 3. Je ne suis plus capable de prendre la moindre décision
C	**J**
0. Je n'ai aucun sentiment d'échec de ma vie 1. J'ai l'impression que j'ai échoué dans ma vie plus que la plupart des gens 2. Quand je regarde ma vie passée, tout ce que j'y découvre n'est qu'échecs 3. J'ai un sentiment d'échec complet dans toute ma vie personnelle (dans mes relations avec mes parents, mon mari, ma femme, mes enfants)	0. Je n'ai pas le sentiment d'être plus laid qu'avant 1. J'ai peur de paraître vieux ou disgracieux 2. J'ai l'impression qu'il y a un changement permanent dans mon apparence physique qui me fait paraître disgracieux 3. J'ai l'impression d'être laid et repoussant
D	**K**
0. Je ne me sens pas particulièrement insatisfait 1. Je ne sais pas profiter agréablement des circonstances 2. Je ne tire plus aucune satisfaction de quoi que ce soit 3. Je suis mécontent de tout	0. Je travaille aussi facilement qu'auparavant 1. Il me faut faire un effort supplémentaire pour commencer à faire quelque chose 2. Il faut que je fasse un très grand effort pour faire quoi que ce soit 3. Je suis incapable de faire le moindre travail
E	**L**
0. Je ne me sens pas coupable 1. Je me sens mauvais ou indigne une bonne partie du temps 2. Je me sens coupable 3. Je me juge très mauvais et j'ai l'impression que je ne	0. Je ne suis pas plus fatigué que d'habitude 1. Je suis fatigué plus facilement que d'habitude 2. Faire quoi que ce soit me fatigue 3. Je suis incapable de faire le moindre travail

X

vaux rien

F	M
0. Je ne suis pas déçu par moi-même	0. Mon appétit est toujours aussi bon
1. Je suis déçu par moi-même	1. Mon appétit n'est pas aussi bon que d'habitude
2. Je me dégoûte moi-même	2. Mon appétit est beaucoup moins bon maintenant
3. Je me hais	3. Je n'ai plus du tout d'appétit

G
0. Je ne pense pas à me faire du mal
1. Je pense que la mort me libérerait
2. J'ai des plans précis pour me suicider
3. Si je le pouvais, je me tuerais

Annexe 5:

L'inventaire d'anxiété Trait-Etat (State-Trait Anxiety Inventory ou STAI) de Spielberger :

QUESTIONNAIRE D'AUTO-EVALUATION

STAI FORME **Y-B**

C.D. SIELBERGER, 1983
Traduction française : M.B. SCHWEITZER et I. PAULHAN, 1990

CONSIGNES

Un certain nombre de phrases que l'on utilise pour se décrire sont données ci-dessous. Lisez chaque phrase, puis marquez d'une croix, parmi les 4 points à droite, celui qui correspond le mieux à ce que vous ressentez **généralement.** Il n'y a pas de bonnes ni de mauvaises réponses. Ne passez pas trop de temps sur l'une ou l'autre de ces propositions et indiquez la réponse qui décrit le mieux vos sentiments **habituels.**

	Presque jamais / Parfois / Souvent / Presque toujours		Presque jamais / Parfois / Souvent / Presque toujours
21 Je me sens de bonne humeur, aimable.	☐☐☐☐	31 J'ai des pensées qui me perturbent.	☐☐☐☐
22 Je me sens nerveux (nerveuse) et agité (e).	☐☐☐☐	32 Je manque de confiance en moi.	☐☐☐☐
23 Je me sens content(e) de moi.	☐☐☐☐	33 Je me sens sans inquiétude, en sécurité, en sûreté.	☐☐☐☐
24 Je voudrais être aussi heureux (heureuse) que les autres semblent l'être.	☐☐☐☐	34 Je prends facilement des décisions.	☐☐☐☐
25 J'ai un sentiment d'échec.	☐☐☐☐	35 Je me sens incompétent(e), pas à la hauteur.	☐☐☐☐
26 Je me sens reposé(e).	☐☐☐☐	36 Je suis satisfait(e).	☐☐☐☐
27 J'ai tout mon sang-froid.	☐☐☐☐	37 Des idées sans importance trottant dans ma tête me dérangent.	☐☐☐☐
28 J'ai l'impression que les difficultés s'accumulent à un tel point que je ne peux plus les surmonter.	☐☐☐☐	38 Je prends les déceptions tellement à coeur que je les oublie difficilement.	☐☐☐☐

29 Je m'inquiète à propos de choses sans importance.	☐☐☐☐	39 Je suis une personne posée, solide, stable.	☐☐☐☐
30 Je suis heureux (se).	☐☐☐☐	40 Je deviens tendu(e) et agité(e) quand je réfléchis à mes soucis.	☐☐☐☐

Bibliographie

1. **Agoub M, Elyazaji M, Battas O.** Épuisement professionnel et sources de stress au travail chez les soignants. *Ann Méd Psychol 2000 ; 158, 9.*

2. **APM (Association of Professors of Medicine).** Predicting and preventing physician burnout: Results from the United States and the Netherlands. *American Journal of Medicine 2001; 111:170-175.*

3. **Appleton K, House A, Dowell A.** A survey of job satisfaction, sources of stress and psychological symptoms among general practitioners in Leeds. *Br J Gen Pract 1998 Mar; 48(428): 1059-63.*

4. **Auger JP.** Comment améliorer la relation médecin-malade ? *La revue du Praticien Médecine générale 2004 27 septembre ; 18 (662/66) : 99).*

5. **Barbeau I.** Épuisement professionnel : se brûle-t-on encore ? *Psychologie Québec Mars 200 : 21-25.*

6. **Barbier D.** Le syndrome d'épuisement professionnel du soignant. *Presse Med 2004; 33:394-8.*

7. **Beck AT., et Beamesderfer A. - Assessment of Depression**: The Depression Inventory. *Psychological Measurements in Psychopharmacology. Mod. Probl. in Pharmacopsychiatry, 7, 151 - 159, ed. P. PICHOT, Paris, Karger, Basel, 1974.*

8. **Canoui PM.** Le syndrome d'épuisement professionnel des soignants. De l'analyse aux réponses. *3ème Édition Masson, Paris. 2004.*

I

Bibliographie

9. **cathébras P, Begon A, Laporte S, Bois C, Truchot D** : Épuisement professionnel chez les médecins généralistes. *Presse Med 2004; 33: 1569-74.*

10. **Cathébras P, Vacus G, Jacquin L, Rousset H**. Physicians' attitudes toward psychological problems among medical specialties. 20th *European Conference on Psychosomatic Research, Gand, 1994.*

11. **Cebria J, Segura J, Corbella S, Sos P, Comas O, Garcia M et al.** [Personality traits and burnout in family doctors]. *Aten Primaria 2001 Apr 30; 27(7): 459-68.*

12. **Cebria J, Sobreques J, Rodriguez C, Segura J.** [Influence of of burnout on pharmaceutical expenditure among primary care physicians]. *Gac Sanit 2003 Nov-Dec; 17(6):483-9.*

13. **Chan Lin-Chanteau S**. Le burnout des médecins généralistes libéraux de Tahiti. Thèse de médecine générale, *Université René Décartes (Paris 5). 2006*

14. **Cheng AT, Chen TH, Chen CC, Jenkins R**.Psychosocial and psychiatric risk factors for suicide: case-control psychological autopsy study. *Br J Psychiatry 2000 ; 177, 360-5.*

15. **Combot A**. La santé des médecins généralistes du Finistère. *Thèse de médecine générale 2004 ; 39:96.*

16. **Coomber S, Todd C, Park G, Baxter P, Firth-Cozens J, Shore S.** Stress in UK intensive care unit doctors. *Br J Anaesth 2002; 89: 873-81.*

17. **Cooper CL, Rout U, Faragher B**. Mental health, job satisfaction, and job stress among general practitioners. *Bmj 1989 Feb 11; 298(6670):366-70.*

18. **Cottraux J.** Depressive cognitions of obsessive-compulsive patients: a factorial analysis of the shorter form of the Beck depression inventory. In Perris C et Eisemann M. Cognitive Therapy: an update, *Dopuu Press, Umea, 1988.*

19. **Dahlin ME, Runeson B**: Burnout and psychiatric morbidity among medical students entering clinical training: a three year prospective questionnaire an interview-based study. *BMC Medical Education 2007, 7:6.*

20. **De Pablo Gonzalez R, Suberviola Gonzalez JF.** The prevalence of the burnout syndrome of professional exhaustion in primary care physicians. *Aten Primaria 1998 Nov 30; 22(9):580-4.*

21. **Dunwoodie DA, Auret K**: Psychological morbidity and burnout in palliative care doctors in Western Australia. *Inter Med J 2007; 37: 693-8.*

22. **Elouali S.** Etude du burnout ou syndrome d'épuisement professionnel chez les médecins généralistes libéraux du Cher. *Thèse de médecine générale, Université de Tours. 2006.*

23. **Estryn-Behar M, le Nezet O, Bonnet N, Gardeur P**. Comportements de santé du personnel soignant. Résultats de l'étude européenne Presst-Next. *Presse Med 2006; 35: 1435-46.*

24. **Falkum E.** What is burnout? Tidsskr Nor Laegeforen 2000; 120, 1122-8 In Tyssan R. Health problems and use of health services among physicians: a review article with particular emphasis on Norwegian studies. *Industrial Health 2007, 45, 599-610.*

25. **Falkum E, Vaglum P.** The relationship between interpersonal problems and occupational stress in physicians. *Gen Hosp Psychiatry* 2005; *27, 285-91.*

26. **Fanello S, Ripault B, Heuze V, Roquelaure Y, Verrier S, Kandouci BA,** Penneau-Fontbonne. Souffrance psychique liée au travail: étude réalisée chez 456 soignants d'un centre hospitalier universitaire. *Arch Mal Prof 2003, 64, n°2, 70-76.*

27. **Fathallah S.** Profil épidémiologique des personnels soignants présentant le syndrome d'épuisement professionnel (à l'hôpital Mohamed Tahar Maâmouri de Nabeul). *Mémoire de fin d'études pour l'obtention du diplôme d'état d'une infirmière polyvalente. Mars 2007.*

28. **Felton JS**. Burnout as a clinical entity—its importance in health care workers. *Occup Med (Lond) 1998 May; 48(4):237-50.*

29. **Firth-Cozens J.** Individual and organizational predictors of depression in general practitioners. *Br J Gen Pract 1998; 48, 1647-51.*

30. **Flaherty JA, Richman JA.** Substance use and addiction among medical students, residents, and physicians. *Psychiatr Clin North Am 1993; 16, 189-97.*

31. **Frank E, Biola H, Burnett CA.** Mortality rates and causes among U.S. physicians. *Am J Prev Med 2000; 19, 155-9.*

32. **Frank E, Brogan DJ, Mokdad AH, Simoes EJ, Kahn HS, Greenberg RS.** Health-related behaviours of women physicians vs other women in the United States. *Arch Intern Med 1998; 158, 342-8.*

33. **Freeborn DK**. Satisfaction, commitment, and psychological well-being among HMO physicians. *West J Med 2001 Jan; 174(1): 13-8.*

34. **Freudenberger HJ**. L'épuisement professionnel : La brûlure interne, Québec. *Gaétan Morin Éditeur. 1987*

35. **Freudenberger HJ**. Staff burn-out. *J Soc Issues 1974; 30: 159-65.*

36. **Galam E**. L'épuisement professionnel des médecins libéraux Franciliens : Témoignages, *analyses et perspectives. Juin 2007*

37. **Gilliland AE, Sinclair H, Cupples ME, McSweeney M, Mac Auley D, O'Dowd TC.** Stress and morale in general practice: a comparison of two health care systems. *Br J Gen Pract 1998 Oct; 48(435):1663-7.*

38. **Givens JL, Tjia J**. Depressed medical students' use of mental health services and barriers to use. *Acad Med 2002, 77; 918-21.*

39. **Gleizes MRA, Vidal M, Delfieu D.** Évaluation du stress perçu chez le médecin généraliste et recherche de ses causes en Haute-Garonne et à Paris. *Thèse de médecine générale 2002.*

40. **Goehring C, Gallacchi MB, Kunzi B, Bovier P**: Psychological and professional characteristics of burnout in Swiss primary care practitioners: a cross-sectional survey. *Swiss Med Wkly 2005; 135: 101-108.*

41. **Grassi L, Magnani K**. Psychiatric morbidity and burnout in the medical profession: an Italian study of general practitioners and hospital physicians. *Psychother Psychosom 2000; 69: 329-34.*

42. **Grau A, Suner R, Garcia MM**. Burnout syndrome in health workers and relationship with persona land environmental factors. *Gac Sanit 2005 Nov-Dec; 19(6):463-70.*

43. **Guartite A, Kamoun H, Maaroufi A, Louardi H, Tahiri S**. Le syndrome d'épuisement professionnel en anesthésie réanimation et en médecine d'urgence. *J EUR 2004, 17, 1S11-1S14.*

44. **Gundersen L**. Physician burnout. *Ann Intern Med 2001; 135: 145-8.*

45. **Halayem-Dhouib S, Maalej I, Zerimdini R, Rabah Y, Zaghdoudi L, Labbene R.** Le burnout chez le personnel médical et paramédical de l'hôpital Razi. Journées scientifiques de la STPHU. *Sousse, 10-11-12 avril 2008.*

46. **Hem E, Grønvold NT, Aasland OG, Ekeberg Ø.** The prevalence of suicidal ideation and suicidal attemps among Norwegian physicians: results from a cross-sectional survey of a nationwide sample. *Eur Psychiatry 2000; 15, 183-9.*

Bibliographie

47. **Hem E, Haldorsen T, Aasland OG, Tyssan R, Vaglum P, Ekeberg Ø.** Suicide rates according to education with a particular focus on physicians in Norway 1960-2000. *Psychol Med 2005; 35, 873-80.*

48. **Hirsch G.** Physician career management: organisational strategies for the 21st century. *Physician Exec 1999; 25: 30-36.*

49. **Imai H, Nakao H, Tsuchiya M, Kuroda Y, Katoh T.** Burnout and work environments of public health nurses involved in mental health care. *Occup Environ Med 2004 Sep; 61(9):764-8.*

50. **Jarry C.** Étude du burnout chez les médecins généralistes d'Indre et Loire. *Thèse de médecine générale 2003; 12:52.*

51. **Jehel L, Louville P, Paterniti S, Baguier S, Carli P :** Retentissement psychologique du stress : Retentissement psychologique du stress professionnel dans un SAMU. *J EUR 1999 ; 4, 157-164.*

52. **Kinzl JF, Traweger C, Biebl W, Lederer W**. Burnout and stress disorders in intensive care doctors. Dtsch *Med Wochenschr 2006 Nov 3; 131(44):2461-4.*

53. **Kirwan M, Armstrong D**. Investigation of burnout in a sample of British general practitioners. *Br J Gen Pract 1995 May; 45(394):259-60.*

54. **Lefebvre D.** Le burn-out ou l'épuisement professionnel des soignants. *Primary Care 2004 ; 4 : Nr. 46.*

55. **Lemkau J, Rafferty J, Gordon R Jr.** Burn out and career-choice regret among family practice physicians in early practice. *Fam Pract Res J 1994; 14: 213-22.*

Bibliographie

56. **Levasseur G.** La santé des médecins Bretons. Rapport à *l'URML Bretagne. Juillet 2003.*

57. **Linzer M, Visser MR, Oort FJ, Smets EM, McMurray JE, de Haes HC.** Predicting and preventing physician burnout: results from the United States and the Netherlands. *Am J Med 2001; 111: 170-5.*

58. **Loriol M.** La construction soicale de la fatigue au travail: l'exemple du burn out des infirmières. Travail et Emploi avril 2003 ; 94 : 65-70.

59. **Martin F, Poyen D, Bouderlique E, Gouvernet J, Rivet B, Disdier P, et al.** Depression and burnout in Hospital Health Care Professionals. *Int J Occup Environ Healt 1997 Jul;3(3):204-9.*

60. **Maslach C.** Burned-out. *Hum Behav 1976; 5: 16-22.*

61. **Maslach C.** Burn-out in health professionals. *In*: Baum A, Newman S, West R, MacManus C (eds) Cambridge Handbook of Psychology, Health and Medecine. *Cambridge, Cambridge University Press 1997: 275-8.*

62. **Maslach C, Jackobson SE.** The mesurement of experienced burn out. *J Occup Behav 1981; 2: 99-113.*

63. **Maslach C, Jackobson SE, Leiter MP.** The Maslach Burn out Inventory, 3° ed. Consulting Psychologists *Press, Berlin, 2003.*

64. **Maslach C, Leiter MP.** The truth about burnout. Jossey-Bass, *San Francisco 1997.*

65. **Maslach C, Schaufeli WB, Leiter MP.** Job burnout. *Ann Rev Psychol 2001; 52: 397-422.*

66. **Mayfield D, Mc Leod G, Hall P**. The CAGE questionnaire: Validation of a new alcoholism screening instrument. *Am J Psych 1974, 131 (10) : 1121-1123.*

67. **McCall SV.** Chemically dependent health professionnels . *West J Med 2001; 174: 50-4.*

68. **McManus IC, Keeling A, Paice E**. Stress, burnout and doctors attitudes to work are determined by personality and learning style: a twelve year longitudinal study of UK medical graduates. *BMC Med 2004 Aug 18; 2:29.*

69. **McMurray JE, Linzer M, Konrad TR et al**. The work lives of women physicians. *J Gen Intern Med 2000; 15: 372-80.*

70. **Mezerali M, Dahane A, Tachon JP**. Dépression en milieu de travail. *Presse Med 2006 ; 35 :823-30.*

71. **Mion G, Petitjeans F, Le Gulluche Y, Diraison Y**. Quels arguments factuels au concept de repos de sécurité. *J Chir 2004; 141, N°3. Masson, Paris, 2004.*

72. **Molina Siguero A, Garcia Pérez MA, Alonso González M, Cecilia Cermeño P**. Prevalence of worker burnout and psychiatric illness in primary care physicians in a health care in Madrid. *Aten Primaria 2003 May 31; 31(9): 564-71.*

73. **Munroe V, Brunette N**. L'épuisement professionnel *(burn-out) : un problème réel. Reflets Printemps 2001.7(1).*

74. **Olkinuora M, Asp S, Juntunen J, Kauttu K, Strid L, Aarimaa M.** Stress symptoms, burnout and suicidal thoughts of Finnich physicians. *Scand J Work Environ health 1992; 18 Suppl 2:110-2.*

75. **PAIM (Integral Care Programme for Sick Physicians),** *http://paimm.fgalatea.org/eng/home_eng.htm.Accessed May 11, 2007.*

76. **Prieto Albino L, Robles Aguero E, Salazar Martinez LM, Daniel Vega E.** Burnout in primary care doctors of the province of caceres. *Aten Primaria 2002 Mar 31 ; 29(5) : 294-302.*

77. **Püschel K, Schalinski S.** Not enough help for themselves-the risk of physicians to commit suicide. *Arch Kriminol 2006 Sep-Oct; 218(3-4): 89-99.*

78. **Ramirez AJ, Graham J, Richards MA, Cull A, Gregory WM.** Mental health of hospital consultants: the effects of stress and satisfaction *at work. Lancet 1996; 347: 724-8.*

79. **Rebeck C, Vaiva G, Servant D, Parquet PJ, Goldstein P.** Stress, stresseurs et « façon de faire face» : évaluation et perspectives. Expérience au sein du SAMU régional de Lille. *Rev des SAMU 1997 ; 2 : 103-107.*

80. **Reimer C, Trinkaus S, Jurkat HB.** Suicidal tendencies of physicians-an overview. *Psychiatr Prax 2005 Nov; 32(8): 381-5.*

81. **Rø KE, Gude T, Aasland OG** Does a self-referral counselling program reach doctors in need of help ? A comparison with the general Norwegian doctor workforce. *BMC Public Health 2007; 7, 36.*

Bibliographie

82. **Robert E.** L'épuisement professionnel: enquête auprés des médecins de l'arrondissement de Dinan (22). *Thèse de médecine générale, Université Rennes 1. 2002.*

83. **Roness A, Kaldestad E.** Mental disorders among physicians hospitalized in a psychiatric clinic. *Tidsskr Nor Laegeforen 1991 Dec 10; 111(30):3619-22.*

84. **Rosta J, Asland OG.** Female surgeons'alcohol use: a study of a national sample of Norwegian doctors. *Alcohol Alcohol 2005; 40, 436-40.*

85. **Rosvold EO, Tyssan R.** Should physicians'self-prescribing be restricted by law? *Lancet 2005; 365, 1372-4.*

86. **Rosvold EO, Vaglum P, Moum T.** Use of minor tranquilizers among Norwegian physicians: a nation-wide comparative study. *Soc Sci Med 1998;46, 581-90.*

87. **Rouby D.** Le *concours medical 2006 25 janvier: 149.*

88. **Schaufeli W, Enzman D**. The burn out companion to study and practice. A critical analysis. *Taylor & Francis, London 1998.*

89. **Schaufeli WB, Van Dierendonck D**. A cautionary note about the cross-national and clinical validity of cut-off points for the Maslach Burnout Inventory. *Psychol Rep 1995 Jun; 76(3Pt 2): 1083-90.*

90. **Scheiber SC, Doyle BB.** The impaired physician, *Plenum, New York. 1983.*

91. **Schernhammer ES, Colditz GA.** Suicide rates among: a quantitative and gender assessment (meta-analysis). *Am J Psychiatry 2004; 161, 2295-302.*

92. **Schweitzer M.B., Paulhan I.** - Manuel pour l'Inventaire d'Anxiété Trait-Etat (Forme Y). Laboratoire de Psychologie de la Santé, *Université de Bordeaux II, 1990.]*

93. **Selleslagh P.** Résultats de l'enquête sur le burn out : un médecin sur deux en zone dangereuse. *Journal du médecin 2001 ; 1344.*

94. **Shanafelt TD, Bradley KA, Wipf JE, Back AL.** Burnout and self-reported patient care in an internal medicine residency program. *Ann Intern Med 2002; 136: 358-67.*

95. **Sibbad B, Enzer I, Cooper C, Rout U, Sutherland V.** GP job satisfaction in 1987, 1990 and 1998: lessons for the future? *Fam Pract 2000 Oct;17(5):364-71.*

96. **Smith DR, Leggat PA.** An international review of tobacco smoking in the medical profession: 1974-2004. *BMC Public Health 2007; 7, 115. http://www.biomedcentral.com/1471-2458/7/115Accessed October 5, 2007.*

97. **Sobreques J, Cebria J, Segura J, Rodriguez C, Garcia M, Juncosa S.** Job satisfaction and burnout in general practionners. *Aten Primaria 2003 Mar 15;31(4): 227-33.*

98. **Spielberger CD.** Inventaire d'anxiété trait-état (forme Y). Consulting Psychologist Press Palo Alto, CA, 1970. Adaptation française par Bruchon-Schweitzer M et Paulhan I. *In :* Manuel du Laboratoire de

Psychologie Génétique et Différencielle de *l'Université de Bordeaux II, 1990]*

99. **Tabary S, Callanquin J, Marinelli D, Labrude P**. Le syndrome d'épuisement professionnel des soignants : Réflexions sur son existence à l'officine et sur la possibilité d'y remédier. *Bulletin de l'ordre Octobre 2007 ; 396: 371-373.*

100. **Tjia J, Givens JL, Shea JA**. Factors associated with undertreatment of medical student depression. *J Am Coll Health 2005, 53:219-24.*

101. **Töyry S, Räsänen K, Kujala S, Äärimaa M, Juntunen, Kalimo R, Luhtala R, Mäkelä P, Seuri M, Husman K.** Self-reported health, illness, and self-care among finnish physicians: a national survey. *Arch Fam Med 2000; 9, 1079-85.*

102. **Triki S, Dakhlaoui O, Ghaffari O, Bassi S, Elloumi H, Haffani F.** Le burnout (syndrome d'épuisement professionnel des soignants) : De l'évaluation à la prévention. *Journées scientifiques de la STPHU. Sousse, 10-11-12 avril 2008.*

103. **Truchot D.** Decision-making among GPs: the impact of burn out and compliance of the patient. 5th Conference of the *European Academy of Occupational Health Psychology, Berlin, 2003.*

104. **Truchot D.** Le burnout des médecins généralistes de Champagne Ardenne. Rapport de recherche pour *l'Union Régionale des Médecins Libéraux de Champagne Ardenne. 2002.*

Bibliographie

105. **Truchot D.** Le burnout des médecins libéraux de Bourgogne. Rapport de recherche URML Bourgogne. Dijon, *UPMLB et Reims Département de psychologie 2001.*

106. **Truchot D.** Le burnout des médecins généralistes de Poitou-Charentes. Rapport de recherche pour *l'Union Régionale des Médecins Libéraux de Poitou-Charentes. Avril 2004.*

107. **Tyssan R.** Health problems and use of health services among physicians : a review article with particular emphasis on Norwegian studies. *Indistruel Health 2007, 45, 599-610.*

108. **Tyssan R** (2001) Mental health problems among medical students and young physicians: a nationwide and longitudinal study, Dissertation, Faculty of Medicine, University of Oslo. *http://www.legeforeningen.no/index.gan?id=95694&subid=0.Accessed August 17, 2007.*

109. **Tyssan R, Hem E, Vaglum P, Grønvold NT, Ekeberg Ø.** The process of suicidal planning among medical doctors: predictors in a longitudinal Norwegian sample. *J Affect Disord 2004; 80, 191-8.*

110. **Tyssan R, Vaglum P.** Mental health problems among young doctors: an updated review of prospective studies. *Harv Rev Psychiatry 2002; 10, 154-65.*

111. **Tyssan R, Vaglum P, Grønvold NT, Ekeberg Ø.** The impact of job stress and working conditions on mental health problems among junior house officers: a nationwide Norwegian prospective cohort study. *Med Educ 2000 34, 374-84.*

112. **Tyssan R, Vaglum P, Grønvold NT, Ekeberg Ø.** Suicidal ideation among medical students and young physicians: a nationwide and prospective study of prevalence and predictors. *J Affect Disord 2001; 64, 69-79.*

113. **Vachon MLS.** Burnout and symptoms of stress in staff working in palliative care. In: *Chochinov HM, Breitbart W, eds. Handbook of* Psychiatry in Palliative Medicine. *New York: Oxford University Press 2000; 303-19.*

114. **Vaquin-Villeminey C.** Prévalence du burnout en médecine générale : Enquête nationale auprès de 221 médecins du réseau Sentinelles. *Thèse de médecine générale, Université René Descartes (Paris 5). 2007.*

115. **Vaglum P, Falkum E.** Self-criticism, dependency and depressive symptoms in a nationwide sample of Norwegian physicians. *J Affect Disord 1999; 52, 153-9.*

116. **Visser MR, Smets EM, Oort FJ, de Haes HC.** Stress, satisfaction and burnout among Dutch medical specialists. *CMAJ 2003; 168: 271-5.*

117. **Wall TD, Bolden RI, Borill CS, Carter AJ, Golya DA, Hardy GE, Haynes CE, Rick JE, Shapiro DA, West MA.** Minor psychiatric disorder in NHS trust staff: occupational and gender differences. *Br J Psychiatry 1997;171, 519-23.*

118. **Weinger MB, Ancoli-Israel S.** Sleep deprivation and clinical performance. *Jama 2002 Feb 27;287(8):955-7.*

Bibliographie

119. **Willcock SM, Daly MG, Tennnant CC, Allard BJ.** Burnout and psychiatric morbidity in new medical graduates. *Med J Aust 2004 Oct 4; 181(7):357-60.*

120. **Wunsch MJ, Knisely JS, Cropsey KL, Campbell ED, Schnoll SH**. Women physicians and addiction. *J Addict Dis 2007; 26(2): 35-43.*

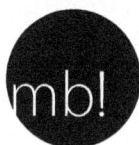

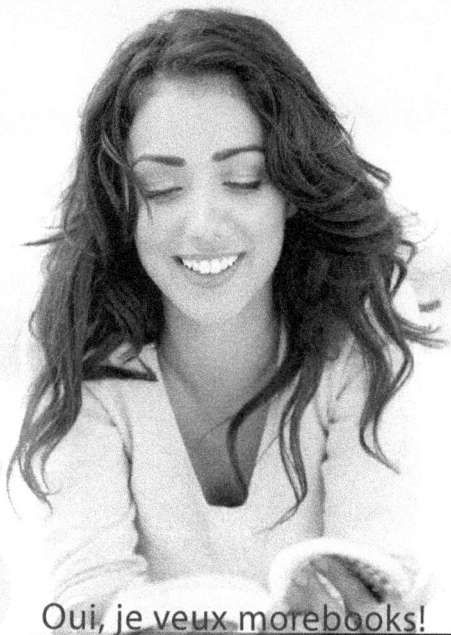

www.ingramcontent.com/pod-product-compliance
Lightning Source LLC
Chambersburg PA
CBHW021116210326
41598CB00017B/1457